Nursing Management First Book

看護管理ファーストブック

改訂第2版

これから看護管理者になる人へ

C-FEN代表
太田加世 [編集]
Ohta Kayo

Gakken

編集

太田 加世 C-FEN代表

執筆 [執筆項目順]

太田 加世 同上

三浦 紀子 東京都立松沢病院看護部長　認定看護管理者

奥　 裕美 聖路加国際大学大学院看護学研究科准教授

西田 朋子 日本赤十字看護大学准教授

上野 真弓 東京都立多摩総合医療センター看護部長　認定看護管理者

カバー・本文デザイン：古屋真樹（志岐デザイン事務所）
DTP・本文イラスト：真興社

第2版　はじめに

　『看護管理ファーストブック』を上梓してから，早くも4年の年月が経過しました．本書は，認定看護管理者ファーストレベル研修を受講される方々の副読本となることを目指し，2015年に刊行いたしました．しかし，この4年の間に医療・看護界の状況は刻々と変化しています．

　国の医療政策は，高齢・多死社会の到来により住み慣れた地域での在宅療養を最後まで支えるためにケアの場を病院・施設から地域へとシフトしています．とくに力を入れている政策として，高齢者が自宅を含む中学校圏内で介護・医療サービスを受けることができる「地域包括ケアシステム」を構築中です．

　また，看護職の労働環境は厳しさを増し，看護師の過労死が社会問題になりました．公益社団法人日本看護協会は夜勤・交代制勤務について，「働き方改革」の最大かつ喫緊の課題であり，夜勤労働適性化に向けた実効性ある対策の推進を要望しています．

　そして，医療の現場では，医学の進歩，患者のますますの高齢化，人権権利などにより，倫理的な問題に毎日のように直面しています．

　一方，公益社団法人日本看護協会では2017年に認定看護管理者カリキュラム基準を見直し，2019年4月から新カリキュラム基準の遵守が始まっています．

　新カリキュラム基準の改正の方針は，1）医療や看護を取り巻く昨今の社会変化に対応した教育内容とする，2）多様化する認定看護管理者教育課程受講者のレディネスや背景等を反映する，3）社会が認定看護管理者に求める能力や役割を身につけることができるものとする，の3つです．

　具体的な改正として，1）教育目的の整理・到達目標の設定，2）カリキュラム基準の枠組みの整理，3）教育内容の整理・視点の充実がなされました．

　3）においては，「情報管理や倫理に関する単元や教育内容を整理する」「地域包括ケアシステムの構築・推進に対応できるように，社会保障制度や保健医療福祉サービス，多職種連携に関する内容を強化する」などが挙げられます．

　これらの現状を踏まえたうえで，第2版では，看護マネジメントの枠組みである4つの視点はそのままに「地域包括ケアシステム」「労働法規」「倫理的意思決定」についての項目を追加し，「情報管理」については加筆をしています．

　看護管理者は部署のリーダーとして，時代の流れを読み，変化に敏感であることが求められます．本書をファーストレベル研修の受講前のレポート作成や予習に，受講中の課題レポートの作成時に活用している，現場に戻った後に部署のマネジメントに迷ったとき，あるいは困ったときに読み直しているという読者からの声をいただいています．

　第2版も引き続き認定看護管理者を目指す方々，現場で看護管理者として活躍されている方々に活用していただき，一層のお役に立つことを祈念しています．

2019年11月
執筆者を代表して
太田加世

はじめに（初版）

　厚生省（現・厚生労働省）の「看護制度検討会報告書」（1987年）には，「看護の質を保証するためには，看護職の知識や技術が有効に発揮されるような人員の配置，環境及び設備等の条件が整備された体制を確立することのできる看護管理者が必要である」と記載されています．これを受けて1992（平成4）年に日本看護協会認定看護管理者制度が創設されました．以降，2015（平成27）年4月現在，認定看護管理者の登録数は2,300名になりました．

　また，大学院における看護管理専攻の教育が広がるなかで，看護管理学の体系化が進んでいます．

　一方，個々の病院における看護管理の体系的な研修は，いまだ十分とはいえません．これは，看護管理者はスタッフ看護師と比べて絶対数が少ないことや，院内で看護管理者を指導できる人が少ないことなどが要因として考えられます．認定看護管理者教育過程のファーストレベル研修を主催する団体は増加していますが，すべての病院がある程度の期間，院外の研修に看護管理者を出すことができる状況にはありません．認定看護管理者研修の受講を希望してもかなわない，という看護管理者も少なくありません．

　本書は，認定看護管理者カリキュラム基準【ファーストレベル】を参考にしながら，看護管理者に最低限必要な知識を整理し，看護管理者がファーストレベル研修に準じた看護管理の知識を学ぶ手助けとなる内容となっています．

　第1章では，日本のヘルスケアシステムの動向や，看護管理を学ぶうえで必要となる制度や関連法規について概観しながら，病院施設における医療提供サービスの体制，さらに看護管理とその役割についての基礎的な知識を学ぶことができます．

　第2章では，看護管理者が行うべきマネジメントの基本の知識と実践のポイントを押さえていきます．看護マネジメントを，「看護サービス」「看護チーム」「人材育成」「情報」の4つの視点で分類し，その基礎となる知識と実践に役立つポイントについて学ぶことができるよう構成しています．

　また，ファーストレベル研修を受講する人にとっては，参考書としても活用することができますし，すでに受講された人は，本書を使って復習することも可能です．

　本書を活用することで，これまで行ってきた実践の裏づけをしたり，看護管理者としての仕事を再確認したりすることもできるでしょう．

　すでに看護管理者の方，これから看護管理者となる方にとって，本書がお役に立てれば幸いです．

2015年5月
執筆者を代表して
太田加世

目次 Contents

看護管理ファーストブック 改訂第2版

第1章 看護管理を学ぶ前に

1 日本のヘルスケアシステム ……………太田 加世……………2
日本のヘルスケアシステムの成り立ち…2／（コラム）介護報酬とは？…9
医療機関とは？…10

2 看護管理をめぐる関係法規 ………………太田 加世……………16
医療に関係する法規…16／（コラム）静脈注射…19

3 看護マネジメント（看護管理） …………太田 加世……………29
マネジメントと看護…29／看護管理者の役割…30

第2章 4つのマネジメントの基本と実践

1)「看護サービス」のマネジメント

1 看護サービス ………………………………太田 加世……………32
サービスとは？…32／看護サービスとは？…34／サービスマネジメント…35

2 目標管理 ……………………………………三浦 紀子……………41
看護マネジメントとは？…41／目標管理とは？…42
目標管理とPDCAサイクル…42／実践のポイント…44

3 業務改善 ……………………………………奥 裕美………………46
問題解決とは？…46／問題解決思考と問題解決過程…47
業務改善を進めるステップ―問題解決過程の6段階…48／実践のポイント…55

4 質評価 ………………………………………三浦 紀子……………57
看護サービスの品質とは？…57／品質評価（質評価）はなぜ必要か？…58
看護サービスの質評価の枠組み（項目）＝質評価の三側面…59
看護サービスの質測定（質評価）方法…60／管理プロセス（マネジメント・プロセス）
とは？…61／（コラム）DPC制度（DPC/PDPS）とは？…61／実践のポイント…63

2)「看護チーム」のマネジメント

1 グループダイナミクス ……………………太田 加世……………65
グループダイナミクスとは？…65／集団の意思とその特徴…66
組織文化とその効果…67／実践のポイント…70

2 リーダーシップ ……………………………太田 加世……………71
リーダーシップの定義…71／リーダーシップ理論の変遷…71

リーダーの特性と役割…74／メンバーシップ…78／実践のポイント…79

　3 人間関係 ･････････････････太田　加世 ･････････ 83
　　　人間関係論…83／コミュニケーション…86／（コラム）ファシリテーションとは？…89
　　　他職種との協働…91／実践のポイント…93

　4 ストレスマネジメント ･･････････太田　加世 ･････････ 98
　　　心の健康問題への対策…98／組織にとってのメンタルヘルス対策の意義…99
　　　ストレスとは？…102／実践のポイント…106

　5 倫理的意思決定 ･････････････三浦　紀子 ･････････ 111
　　　看護の倫理…111／リーダーとして倫理的問題に向き合う…112
　　　4分割表を用いた意思決定プロセス…113／組織としての体制整備…114
　　　実践のポイント…116

3)「人材育成」のマネジメント

　1 人材育成 ･･････････････････西田　朋子 ･････････ 118
　　　人材育成とは？…118／人的資源管理の対象である「人」の特徴と人材育成…119
　　　人材育成の方法…120／キャリアの概念と理解…125／実践のポイント…130

　2 成人教育 ･･････････････････西田　朋子 ･････････ 134
　　　成人教育とは？…134／実践のポイント…138

　3 新人教育 ･･････････････････西田　朋子 ･････････ 140
　　　新人を育てる意味…140／新人教育の動向…140／新人教育と社会化…142
　　　役割理論と新人教育…146／実践のポイント…146

　4 動機づけ ･･････････････････太田　加世 ･････････ 148
　　　動機づけとは？…148／動機づけ理論…151／モチベーションマネジメント…156
　　　実践のポイント…160／（コラム）ほめる言葉…161

4)「情報」のマネジメント

　1 看護情報 ･･････････････････上野　真弓 ･････････ 162
　　　看護情報とは？…162／データ，情報，知識，知恵の定義と使い分けの有用性…162
　　　「患者ケア支援」における看護情報の活用…163／看護記録…169／電子カルテ…172
　　　実践のポイント…173／（コラム）電子カルテにおける情報の活用…174
　　　（コラム）ICTの利活用による医療サービス向上・業務の効率化…175

　2 個人情報 ･･････････････････上野　真弓 ･････････ 177
　　　個人情報とは？…177／プライバシーとは？…180／患者の権利と情報開示…181
　　　情報セキュリティ…183／個人情報保護の実際…185／実践のポイント…187

索引…191

第1章

看護管理を学ぶ前に

1 日本のヘルスケアシステム

KEY WORDS
- 公的医療保険制度
- 診療報酬
- 国民医療費
- 医療機関

　看護管理を行うにあたっては，まずは「日本の医療制度のしくみ（ヘルスケアシステム）を知ること」が，基本中の基本となります．医療保険制度のしくみや医療機関の成り立ちなど，医療制度を支えるしくみについて押さえておきましょう．

日本のヘルスケアシステムの成り立ち

1. 日本の公的医療保険制度は「国民皆保険」

　日本の公的医療保険制度は社会保険方式を採用しており，**すべての国民がいずれかの医療保険に加入することが義務づけられています**．これを「国民皆保険[*1]」といいます．このような社会保険方式が日本で整備されたのは1961（昭和36）年のことです．

　公的医療保険は「職域保険」，「地域保険」，「後期高齢者医療制度」に分かれています（表1）．

①職域保険

　職域保険には，「被用者[*2]保険」，国民健康保険組合をつくることが認められている一部業種の自営業者を対象とする「自営業者保険（国保）」があります．この職域保険の保険者はそれぞれの企業や国です．

②地域保険

　地域保険には，「国民健康保険（国保）」，「前期高齢者医療制度」があります．この保険者は主に市区町村などで，被保険者は，自営業や農業従事者などで職域保険に加入していない人，65歳から74歳までの職域保険に加入していない人などです．この

用語解説

[*1] **国民皆保険**：国民全員に，保険医療と医療費補助を提供する保険の制度
[*2] **被用者**：他人に雇われている人

表1 公的医療保険の分類

分類			保険者	被保険者
職域保険	被用者保険	組合管掌健康保険（一般）	健康保険組合	大企業の従業員とその被扶養者
		政府管掌健康保険（一般）	全国健康保険協会（協会けんぽ）	中小企業の従業員とその被扶養者
		共済組合（特定）	各共済組合	国家公務員，地方公務員，私学教職員とその被扶養者
		船員保険（特定）	全国健康保険協会（協会けんぽ）	船員とその被扶養者
	自営業者保険	国民健康保険	国民健康保険組合	65歳未満の自営業者の人など
地域保険			市区町村など	65歳未満の職域保険に属さない人
	前期高齢者医療制度		市区町村など	65～74歳の職域保険に属さない人
後期高齢者医療制度			後期高齢者医療広域連合	原則として75歳以上の人を被保険者とする独立した医療制度

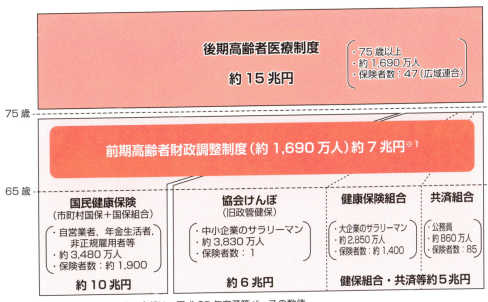

- 加入者数・保険者数，金額は，平成29年度予算ベースの数値.
- 上記のほか，経過処置として退職者医療（対象者約90万人）がある.
※1 前期高齢者数（約1,690万人）の内訳は，国保約1,300万人，協会けんぽ約220万人，健保組合約90万人，共済組合約10万人.

図1 日本の医療保険制度の体系

厚生労働省：我が国の医療保険について
https://www.mhlw.go.jp/stf/seisakunitsuite/bunya/kenkou_iryou/iryouhoken/iryouhoken01/index.html

ほかに,「退職者医療制度*³」があります.

③後期高齢者医療制度
　この保険の対象となる被保険者は，75歳以上，あるいは65歳以上で後期高齢者医療制度の障がいの認定を受けている人です.

2. 公的医療保険制度のしくみ（図1）
　保険料は個人が病気にかかるリスクに見合うよう設定されるのではなく，たとえば，被用者保険では賃金に比例して保険料が設定されます．ただし，保険料は労使折半として事業主（企業）がその半額を負担します．国保の場合は，所得だけではなく，加入している家族人数に応じて保険料が決められ，低所得者には軽減措置が講じられることもあります．

　また，病気がちの人が健康な人に比べて保険料が高くなる，ということはありません．また，重篤な病気にかかっている人であっても，保険加入は拒否されません．これはリスクの大小にかかわらず救済するという，社会保障の考え方によるものです．また，賃金や所得の多い人が保険料を多く払うしくみにすることで，高所得者が低所得者を助けるという，所得の再配分という側面があります．

　また，被保険者が支払う保険料には，後期高齢者への支援金，さらに，40歳以上65歳未満であれば，介護保険料も含まれています．

　医療保険制度にかかる費用の大部分は，加入者の保険料と一部負担金でまかなわれますが，それに加えて公費の負担もあります．公費とは税金のことです．公的医療保険の事務経費は全額国庫負担です．給付などにも税金負担分があります．高齢の加入者が多く財政的に厳しい国保の給付額は，約半分が公費でまかなわれており，被用者保険にも国の負担分があります（図2）．

3. 保険給付の種類
　日本の医療保険制度では，加入している本人（被保険者）やその家族（被扶養者）が，仕事以外の理由で病気になったりけがをした場合に，**被保険者証（保険証）を持っていれば自由に医療機関を選ぶことができます**．紹介状がなくても受診すること

用語解説

*³ **退職者医療制度**：退職して職域保険を脱退した65歳未満の人が65歳に達するまでの間，加入する医療制度．2008（平成20）年に廃止されたが，経過措置として2014（平成26）年までに制度の対象となった人が65歳になるまで存続する．

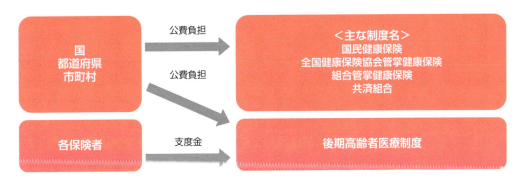

図2 公的医療保険制度

表2 保険給付の種類

事由		給付の種類・内容	
		被保険者	被扶養者
病気やけがをした場合	被保険者証で治療を受けるとき	療養の給付	家族療養費
		入院時食事療養費	家族療養費
		入院時生活療養費（65歳以上，療養病床に入院時）	
		保険外併用療養費	
		訪問看護療養費	家族訪問看護療養費
	立替払いのとき	療養費	家族療養費
		高額療養費	高額療養費
		高額介護合算療養費	高額介護合算療養費
	緊急時などで移送されたとき	移送費	家族移送費
	療養のため会社を休んだとき	傷病手当金※	—
出産したとき		出産手当金※	家族出産育児一時金
		出産育児一時金	
死亡したとき		埋葬料（費）	家族埋葬料

※国民健康保険では任意給付のため，実施している市町村はない

は可能です（ただし，紹介状がある場合よりも費用はかかります）．これは「フリーアクセス」といわれています．

　医療機関で受ける診療や看護などのサービス，薬局で薬を受け取ることを「保険給付」（表2）といいます．保険給付のうち診療や看護などは，サービス（行為）そのものが保険として給付されるため「現物給付」といいます．また，出産をした場合や死亡した場合は，法律で定められた各種の給付金が支給されます．これは金銭で受け取

るため「現金給付」といいます．

　保険証の使える病院・診療所，薬局のことを「保険医療機関」，「保険薬局」といい，厚生労働大臣の指定を受ける必要があります．

　被保険者（患者）が保険医療機関で医療を受けるときは，医療機関で保険証などを提示し，一部負担金を支払います．**一部負担金は，かかった費用の原則3割（義務教育就学前は原則2割，70歳以上75歳未満は原則2割，75歳以上は原則1割）で，残りの費用は各医療保険者から医療機関に支払われます．**保険医療機関ではない医療機関では，保険証が使えないため，医療費は全額自己負担になります．

患者が窓口で支払う分が一部負担金です

　患者に対して診療を行った保険医療機関は，残りの費用（7〜9割）を回収するために，診療報酬請求明細書（レセプト）を，1か月ごとに保険者に提示します．保険者はそれをもとにして保険医療機関に支払いを行います．支払いを行うかどうかについては，保険審査支払機関が，その請求について診療の内容を点検，審査を行って決定します（図3）．

4. 診療報酬のしくみ
❶ 診療報酬点数表のみかた

　保険診療を行う際に，医療行為等の対価として計算される報酬を，診療報酬といいます．診療報酬は，市場原理にゆだねない公定価格[*4]の制度を導入しています．診療報酬点数表（図4）には個々の技術やサービスが点数で表示されています．1点を10円とし，保険で支払われるすべての医療行為について点数が決められています．

　診療報酬は，技術やサービスに対する評価と，モノ（薬剤以外）に対する評価に分けることができます．診療報酬点数表は「医科」，「歯科」，「調剤」に分かれています．医科は，さらに「基本診療料」と「特掲診療料」に分けられます．

基本診療料

　基本診療料は，「初・再診料」と「入院料等」に分けられています．初・再診料は，外来の診療や簡単な検査の提供に対する項目です．

　入院料等は，入院の際に必要な医師の診察料，看護職員による看護料，入院環境（病室・寝具・浴室・食堂・冷暖房・光熱水道など）の提供に対する対価です．それぞれの単価は，病棟や病院の種類，平均在院日数，看護配置などにより異なります．

用語解説

[*4] **公定価格**：政府が物価の統制のために指定した，物品の最高販売価格

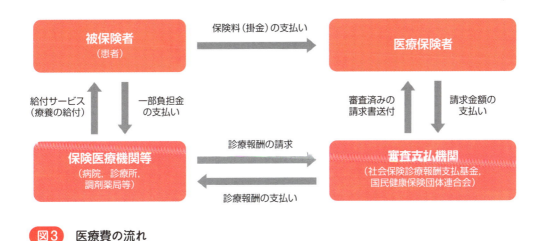

図3 医療費の流れ

図4 診療報酬点数表（医科）の構成

　さらに，入院料等は，入院基本料（表3），入院基本料等加算，特定入院料，短期滞在手術等基本料に分類されます．私たちが「7対1看護」などと表現する入院基本料は，そのなかでも看護師の配置要件が最も高く，点数も最も高い項目です（表4）．

表3 入院基本料別基準指標

	入院基本料類型	基準指標
病院	療養病棟入院基本料	看護職員配置　看護補助者比率
	一般病棟入院基本料 結核病棟入院基本料 精神病棟入院基本料 特定機能病院入院基本料 専門病院入院基本料 障害者施設等入院基本料	看護職員配置　看護師比率　平均在院日数
診療所	有床診療所入院基本料	看護職員配置
	有床診療所療養病床入院基本料	看護職員配置　看護補助者比率

表4 一般病棟入院基本料　急性期一般入院料1（1日につき）

基本点数		1,591 点
看護職員配置		7：1 以上
看護師比率		70%以上
重症度，医療・看護必要度の基準を満たす患者割合	Ⅰ	30%以上
	Ⅱ	25%以上
平均在院日数		18 日以内
在宅復帰・病床機能連携率※		80%以上
データ提出加算		届出有

※退院患者のうち以下に退院したものが80%以上
- 自宅
- 居宅系介護施設等（介護医療院を含む）
- 回復期リハビリテーション病棟
- 療養病棟
- 有床診療所
- 介護老人保健施設

特掲診療料

　特掲診療料は，「個々の医師等の行為」によって算定されます．在宅医療，検査，画像診断，投薬，注射，リハビリテーション，処置，手術などに分けられます．

❷中央社会保険医療協議会（中医協）の役割

　中医協は，健康保険や診療報酬の改定などについて審議する場で，厚生労働省に設置されている厚生労働大臣の諮問機関です．

医療に関する審議が行われます

　中医協の委員は，診察側（医師，歯科医師，薬剤師の代表），支払側（保険者，被保険者，事業主等の代表），公益側（第三者：大学教授等），専門委員（看護代表，医薬品や医療

機器関連会社役員等）で構成されています．

なお，厚生労働省には中医協のほかに，社会保障制度等に関する重要事項について審議する社会保障審議会があります．医療や介護に関する制度についても，この社会保障審議会で話し合われます．社会保障審議会にはいくつも部会や分科会があり，医療・介護に関連があるものとしては，医療分科会，介護給付費分科会，医療保険料率分科会，医療部会，医療保険部会，介護保険部会等があります．このような分科会や部会のほとんどに，看護の代表者が委員として参加しています．

❸診療報酬の改定

診療報酬は，原則2年ごとに改定します．改定では，まず，国の予算編成過程を通じて，内閣によって診療報酬の改定率が決定します．そして，社会保障審議会医療保険部会と医療部会で話し合われた医療政策の「基本方針」に基づいて，中医協で具体的な診療報酬項目に関する点数設定や算定条件などが議論されます．

診療報酬には，政策を短期に誘導させるという機能があります．国が進めたい政策（たとえば，平均在院日数の短縮や地域連携の推進など）に関連する診療報酬の点数を上げることによって，より高い報酬を得たい病院はその点数をとるために，設定された要件を満たそうとします．その結果として，国が進めたい政策を実現することができるのです．

---

column 介護報酬とは？

介護保険制度で，介護サービス事業者や施設が利用者にサービスを提供したその対価として，事業者に支払われる報酬のことを「介護報酬」といいます．原則として報酬の1割は利用者の負担（ただし，ケアプランを作成する居宅介護支援サービスは利用者負担なし）で，9割は保険料と公費で賄う介護保険から支払われます．報酬は厚生労働大臣が社会保障審議会介護給付費分科会の意見を聴いて定められ，3年ごとに改定されます．

それぞれのサービスは，利用者の要介護度やサービスにかかる時間別に単価を定めています．単価は「単位」で表示し，1単位は約10円です．地域の人件費が考慮されるため，診療報酬と異なり全国均一ではありません．在宅サービスには，要介護度ごとに毎月の支給限度額があり，それ以上のサービスを受けると，その分は自己負担となります．

5. 国民医療費

　国民が医療にかけた年間費用の総額を，国民医療費といいます．国民医療費に含まれないものは，正常妊娠，分娩，産じょくにかかった費用や室料差額，歯科材料差額，美容整形費，集団検診費，人間ドック，買薬の費用，医師の指示以外による鍼灸・あん摩・マッサージなどです．

　医療費は年々増加しており，2017（平成29）年度の国民医療費は約43兆円でした．また人口1人あたりの国民医療費は約34万円です．増加した要因は，医学の進歩や医療技術の向上，平均寿命の上昇，高齢者人口の増大，出生率の低下，就業世代人口の減少などが複合的に関連しているといわれています．国民医療費の国内総生産（GDP：gross domestic product）に対する比率は約8％，また，国民所得（NI：national income）に対する比率は約11％と，その割合は上昇傾向にあります．このまま負担が増え続けていくと，貧富の差に関係なく国民全員が利用することができる国民皆保険制度を維持することが難しくなるため，制度改革の必要性が叫ばれており，2019（令和元）年現在では2025年（後期高齢者人口が最も増えるとされる年）に向けて制度改革が進められています．

医療機関とは？

1. 医療機関の現状と問題点

　2018（平成30）年の病院施設数は約17万9,000施設でした．うち病院は8,372件で，一般診療所は約10万件です．病院の設立主体は医療法人68.8％で，公的医療機関14.4％です．また，一般診療所は個人40.6％，医療法人41.9％となっています．つまり，日本の医療の費用は保険と公費でまかなっている「公」中心の体制ですが，医療の供給は民間が行っているという「私」中心の体制です．

　また，医療法では，病床は精神病床，感染症病床，結核病床，療養病床，一般病床に区分されています（表5）．2018（平成30）年では，精神病床約33万床（約21.3％），感染症病床約1,800床（0.1％），結核病床約4,700床（0.3％），療養病床約32万床（20.7％），一般病床約89万床（57.6％）となっています．

　現状の病院・病床の機能における問題には，以下の4点があげられます．
①医療法上で区分されている一般病床には，急性期から慢性期，亜急性期，回復期など多様な患者が混在しており，医療の提供体制として役割や機能がわかりにくい．
②国際的にみて，日本の病床数は人口あたりの病床数が多くなっている一方，病床あ

表5 医療法における病床区分

病床	定義
精神病床	病院の病床で精神疾患を有する者を入院させるためのもの
感染症病床	病院の病床で一類感染症，二類感染症（結核以外），新型インフルエンザ等感染症，指定感染症の患者，新感染症の所見がある者を入院させるためのもの
結核病床	病院の病床で結核の患者を入院させるためのもの
療養病床	病院または診療所の病床で，上記以外の病床で，主に長期にわたり療養を必要とする患者を入院させるためのもの
一般病床	病院または診療所の病床で，上記に掲げる病床以外のもの

たりの医師，看護職員数やそのほかの医療従事者数が少なく，急性期病床（日本は一般病床）で比較すると平均在院日数が長い．

③術前・術後の平均在院日数が短くなっている一方で，病床数あたりの医療従事者が多くなっているが，医療安全の確保や医療の高度化等の影響で，その業務も増大している．

④急性期治療を経過した患者に対する，社会復帰支援や地域生活支援の機能が不足している．

このような問題に対応するために，病院の機能分化や在宅医療の推進，チーム医療の推進が求められています．

医療は公共性の高い事業です．病院の収益を確保することはもちろん大切ですが，同時に地域の住民の健康を守るという役割も求められています．自病院の経営だけでなく，地域内のほかの医療機関や介護保険施設，在宅サービスとの連携も重要です．このため，都道府県は厚生労働省が定める基本方針に即し，かつ地域の実情に応じて医療提供体制の確保をはかるための方策の1つとして，医療法の改定による医療計画の見直しが，前述した問題への対応として進められています．

2．地域包括ケアシステム

高齢者が疾病を抱えても，自宅等の住み慣れた生活の場で療養し，自分らしい生活を続けるためには，地域における医療・介護の関係機関が連携して，包括的かつ継続的な在宅医療・介護の提供を行うことが必要となります．国は，関係機関が連携し，多職種協働により在宅医療・介護を一体的に提供できる地域包括ケアシステムを推進しています．

地域包括ケアシステム

- 団塊の世代が75歳以上となる2025年を目途に，重度な要介護状態となっても住み慣れた地域で自分らしい暮らしを人生の最後まで続けることができるよう，住まい・医療・介護・予防・生活支援が一体的に提供される地域包括ケアシステムの構築を実現していきます．
- 今後，認知症高齢者の増加が見込まれることから，認知症高齢者の地域での生活を支えるためにも，地域包括ケアシステムの構築が重要です．
- 人口が横ばいで75歳以上人口が急増する大都市部，75歳以上人口の増加は緩やかだが人口は減少する町村部等，高齢化の進展状況には大きな地域差が生じています．
- 地域包括ケアシステムは，保険者である市町村や都道府県が，地域の自主性や主体性に基づき，地域の特性に応じて作り上げていくことが必要です．

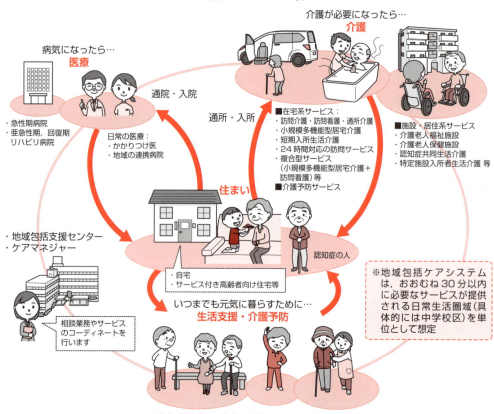

図5 地域包括ケアシステム

厚生労働省：地域包括ケアシステム
https://www.mhlw.go.jp/seisakunitsuite/bunya/hukushi_kaigo/kaigo_koureisha/chiiki-houkatsu/dl/link1-4.pdf

そのため，病院は地域における他の医療機関，看護サービスや介護サービスとの協力体制を構築する必要があります．なお，地域包括ケアシステムの「地域」とは，日常生活圏域である中学校区（自宅から30分圏内）のことです（図5）．

病院は地域における他の医療機関，看護サービスや介護サービスとの協力体制を構築する必要があります．

地域包括ケアシステムの実現のためには，地域包括支援センターやケアマネジャーを中心とした医療，介護関係の多職種の連携が必要です．国は介護サービスの主体を国から自治体へ移行しようとしています．つまり，保険者である市町村や都道府県が，地域の自主性や主体性に基づき，地域の特性に応じて作り上げていくことが必要となります．

地域包括支援センターは，保健師・社会福祉士・主任介護支援専門員等を配置して，3職種のチームアプローチにより，高齢者の保健医療の向上および福祉の増進を包括的に支援することを目的とする施設です．主な業務は，介護予防ケアマネジメント業務，総合相談支援事業，権利擁護業務，包括的・継続的ケアマネジメント支援業務などです．

また，地域包括ケアシステムを構築するためには，高齢者個人に対する支援の充実と，それを支える社会基盤の整備とを同時に進めることが重要です．国はこれを実現していく手法として地域ケア会議を推進しています．

地域ケア会議は，地域包括支援センターなどが主催しており，医療，介護などの多職種が協働して高齢者の個別課題の解決を図り，介護支援専門員の自立支援に役立つケアマネジメントの実践力を高めます．また，個別ケースの課題を分析することなどによって地域に共通した課題を明確にします．さらに共有された地域課題の解決に必要な資源開発や保健・医療・福祉等の専門機関や住民組織・民間企業などによるネットワークを連結させて，地域づくりを行います．市町村はこれらを社会資源として介護保険事業計画に位置付けて，PDCAサイクルによって地域包括ケアシステムに反映させるなどの政策形成につなげていきます．

3．病院組織の成り立ち

病院には，設置主体が医療法人や公立である病院と，個人が開業している病院があります．医療法人等の病院の場合，医療法人であれば理事長，公立であれば病院開設者・管理者が経営の責任を担い，診療の責任は病院長が担っています．一方，個人が開業している病院では，病院長が開設者・管理者として経営，診療の両方の責任者になります．

病院の組織図（図6）をみると，基本的には，診療部門（医局），看護部門，医療技術部門（薬剤科，検査科，放射線科，栄養科，リハビリテーション科など），事務管理部門の4つから成り立っています．そのほか，情報管理，経営企画，医療相談など，さまざまな専門領域の担当があります（病院の規模によっては，集約兼務される

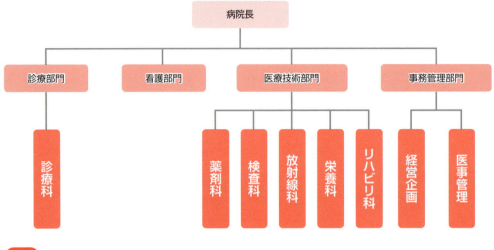

図6　病院の組織図（例）

ことがあります）．

　看護職は病院の中でも最も人数が多い職種であり，看護部がいちばん大きな部門という病院がほとんどです．看護部は，一般的に看護部長といわれる管理職をトップに，副看護部長，看護師長，看護主任，看護師，准看護師，看護補助者，クラーク等で構成されています（図7）．看護部長より下の人たちは，ライン機能として直接業務にかかわります．また，看護部が有効に運営されるために特定の領域の専門家を配置する場合もあります．たとえば，専門看護師や認定看護師などです．

　看護職は患者に接する時間も最も長く，病院の顔であり，評価の最重要職といえます．

4．病院の理念

　組織は，それぞれ目指すべき姿を理念という形で明示します．病院組織における理念とは，病院の存在意義や使命，基本的な価値観を普遍的な形で表し，明文化したものです．

　病院の理念は，病院組織の目的を達成した姿であり，従業員はその実現を目指します．「病院は何のために存在するのか」「病院の運営をどのような目的でどのような形で行うのか」ということを示したものです．

　病院理念によって，病院長は基本的な考え方を内外に伝えて共有化し，職員に対して行動や判断の指針を与えることができます．理念自体に職員が賛同すれば，働くためのモチベーションにもなり，病院における求心力にもつながります．病院理念は病

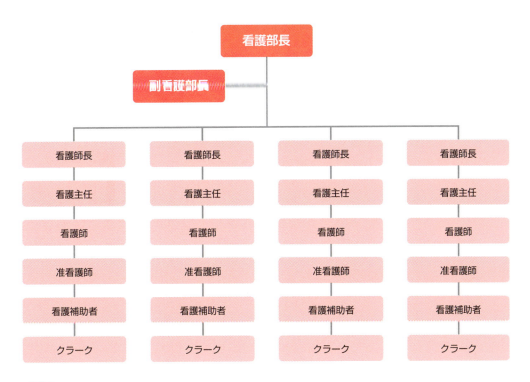

図7 看護部の組織図（例）

院という組織を形成する主要な要素です．

　各部署をとりまとめている看護管理者（看護部長，副看護部長，看護師長）の仕事は，このような病院の理念の実現です．理念はほとんどの場合，簡潔な文章やキーワードで示されています．看護管理者は，病院の理念，看護部の理念に即して，部署の運営の方針を明確にし，自分の言葉でわかりやすくスタッフに伝えなければなりません．

（太田 加世）

引用・参考文献

1) 厚生労働省：我が国の医療保険について
   https://www.mhlw.go.jp/stf/seisakunitsuite/bunya/kenkou_iryou/iryouhoken/iryouhoken01/index.html
2) 厚生労働省：平成29年度国民医療費の概況 結果の概要
   https://www.mhlw.go.jp/toukei/saikin/hw/k-iryohi/17/dl/kekka.pdf
3) 厚生労働省：平成30(2018)年医療施設（動態）調査・病院報告の概況 結果の概要
   https://www.mhlw.go.jp/toukei/saikin/hw/iryosd/18/dl/02sisetu30.pdf
4) 厚生労働省：地域包括ケアシステム
   https://www.mhlw.go.jp/seisakunitsuite/bunya/hukushi_kaigo/kaigo_koureisha/chiiki-houkatsu/dl/link1-4.pdf

2 看護管理をめぐる関係法規

KEY WORDS
- 医療関係法規
- 保健師助産師看護師法
- 医療法
- 介護保険法
- 労働法規

医療は国民の保健医療の向上のために欠かすことができないものであるため，公益性が高い産業です．そのため，医療や看護の提供体制の整備やサービスの量と質の担保は，関係する法規（医療関係法規）によって規定され国が計画的に行っています．

看護管理者は，これらの法律の規定を理解し，自病院の看護サービスの提供や質の向上をマネジメントしなければなりません．そのためには，最低限，押さえておくべき法律があります．ここでは，法律の概要と看護管理者にとって必要最小限の関係法規の概要を述べていきます．

医療に関係する法規

関係法規とは，「関連のある法律と規則（規律，条例などを含む）」をさし示す言葉[1]です．

日本の法律は，そのほとんどが成文法です．成文法とは主として立法機関によって制定され，明文化された法律です．国会で制定された法律は，官報や関係省庁のホームページで閲覧することができます．成文法には，日本国憲法，法律，政令，省令，規則，告示等が含まれます．法律は日本国憲法の定める一定の手続きによって，国会両院の議決によって成立します．法律案は内閣が国会に提出する場合（閣法）と各議員が提出する場合（議員立法）があります．

また，行政機関により制定されるものが「命令」です．「命令」のうち内閣により制定されるのが「政令」，各大臣が主管の行政事務について制定するものが「省令」です．

そのほかに地方公共団体の法規は条例とよばれ，地方公共団体がその団体に属する事務を処理するために，または法律の委任に基づいて，その地方公共団体の議会の議決によって定められます．

表1 看護職分の定義

職種	定義
保健師	厚生労働大臣の免許を受けて，保健師の名称を用いて，保健指導に従事することを業とする者をいう
助産師	厚生労働大臣の免許を受けて，助産又は妊婦，じょく婦若しくは新生児の保健指導を行うことを業とする女子をいう
看護師	厚生労働大臣の免許を受けて，傷病者若しくはじょく婦に対する療養上の世話又は診療の補助を行うことを業とする者をいう
准看護師	都道府県知事の免許を受けて，医師，歯科医師又は看護師の指示を受けて，前条に規定することを行うことを業とする者をいう

それぞれの効力の大きさは，「日本国憲法＞法律＞政令＞省令＞規則や条例等」となります．

効力が最も大きいのは日本国憲法です

1. 日本国憲法

日本国憲法は，国の組織および活動の根本的事項を定めた法です．医療や看護に関連する条文は，第25条「すべて国民は，健康で文化的な最低限度の生活を営む権利を有する．国は，すべての生活部面について，社会福祉，社会保障及び公衆衛生の向上及び増進に努めなければならない」を基盤としています．すべての保健医療に関する法規はこの第25条の趣旨に沿って制定されています．

2. 保健師助産師看護師法（保助看法）

保助看法は，1948（昭和23）年に制定されました．保健師，助産師および看護師の資質の向上と医療および公衆衛生の普及向上を図ることを目的としています．看護職の定義，免許取得の要件，試験の受験資格，名称および業務の独占，業務上の一般義務，法律違反に対する罰則についての基本的事項を規定しています．

❶看護職の定義（表1）

看護師は厚生労働大臣の免許を受けることを前提としており，看護師は，「傷病者若しくはじょく婦に対する『療養上の世話』又は『診療の補助』を行うことを業とする者」(第5条)と規定されています．また，保健師は「保健師の名称を用いて，保健指導に従事することを業とする者」(第2条)，助産師は「助産又は妊婦，じょく婦若しくは新生児の保健指導を行うことを業とする女子」(第3条)と規定されています．

准看護師は，都道府県知事の免許を受けて，医師，歯科医師又は看護師の指示を受

けることを前提に,「療養上の世話」又は「診療の補助」を行うことを業とする者（第6条）と規定されています.

❷ 看護師の業務

　看護師の業務である「療養上の世話」と「診療の補助」のうち,療養上の世話とは,患者の症状等の観察,環境整備,食事の世話,清拭および排泄の介助,生活指導などの看護師の主体的な判断と技術をもって行う看護師の本来的な業務のことをいいます.また,診療の補助とは,身体的侵襲の比較的軽微な医療行為の一部について補助することです.

　看護師は,主治の医師または歯科医師（医師等）の指示がなければ,診療機器の使用,医薬品の授与,薬の処方や医師等にしか行えない衛生上危害を生ずるおそれのある行為をしてはいけないと規定されています.看護師が行える診療の補助の1つとして,採血,静脈注射等があります.

　つまり,医療行為には,医師等の指示によって看護師ができることと,医師でなければ行うことができないことがあります.仮に主治の医師等の指示があっても行うことができない行為（絶対的医行為）を看護師が行えば,それが医師の指示に基づくものであるか否かを問わず,医師法第17条（医師以外の者による医業の禁止）違反として処罰の対象となると理解されています.

　一方,医師は看護師の業務を行うことが可能であることが,保助看法第31条と第32条で規定されています.

❸ 名称独占と業務独占

　看護師でなければ看護の業務を行うことができません.また,看護師国家試験に合格し,厚生労働省に看護師籍の登録をすることにより,厚生労働大臣に免許を与えられた人でなければ「看護師」と名乗ることはできません.これを名称独占といいます.また,第31条に「看護師でない者は,第5条に規定する業をしてはならない」とあります.これを業務独占といいます.保健師には名称独占の規定がありますが,業務独占ではないため,保健師以外でも保健指導を行うことは可能です.

　業務独占または名称独占の単独の違反は,2年以下の懲役または50万円以下の罰金となり,名称独占と業務独占の両方の違反は2年以下の懲役または100万円以下の罰金となります.

❹ 守秘義務

　看護職には守秘義務があります.正当な理由がなく,その業務上知り得た人の秘密をもらすことは禁止されています.この効力は看護職を辞めたあとにも及びます.違

反すると6か月以下の懲役又は10万円以下の罰金に処せられます．

名称独占や業務独占，守秘義務違反にそれぞれ罰金や懲役が科せられているということは，看護という仕事や守秘義務の責任の重さを表しているといえます．

❺ **特定行為に係る看護師の研修制度**

2014（平成26）年6月に，「特定行為に係る看護師の研修制度」が，第37条の2として新たに規定されました．これまでは医師・歯科医師しか行うことができなかった医療行為について，特定行為にかかわる研修を修了した看護師が，一定の要件のもとで行うことができるという内容です．

特定行為とは「診療の補助であり，看護師が手順書により行う場合には，実践的な理解力，思考力及び判断力並びに高度かつ専門的な知識及び技能を特に必要とされるもの」と定義され，38行為が厚生労働省令で定められています．ただし，すべての特定行為は医師または歯科医師の指示のもとに行われます．具体的には，直接動脈穿刺による採血や気管カニューレの交換等の行為です．

また，特定行為研修とは，「看護師が手順書により特定行為を行う場合に特に必要とされる実践的な理解力，思考力及び判断力並びに高度かつ専門的な知識及び技能の向上を図るための研修であって，特定行為区分ごとに（厚生労働省令で定める）特定行為研修の基準に適合するもの」と定義されています．研修の受講者は，おおむね3

---

column　静脈注射

かつては，看護師等による静脈注射は「看護師の業務の範囲外の行為であり，医師または歯科医師の指示があってもこれを行うことができない」と解釈されていました．しかし，現場では多くの看護師が行っているという実態があったことなどから，2002（平成14）年に厚生労働省の解釈が変更され「診療の補助」となりました．

このように，医療行為を看護師が行えるか否かの法の定めが抽象的であるにもかかわらず，絶対的医行為を看護師が行うと処罰される可能性があります．「診療の補助」として看護師が行うことの妥当性は，行わなければ「健康危害」を与える危険がある行為といえるか否かです．このような状況を受けて，国は検討を進め，2014（平成26）年，医師等の指示があれば看護師が行うことができる38の医療行為を「特定行為」として定めました．

～5年の実務経験があり，所属する職場において日常的に行う看護実践を，根拠に基づく知識と実践的経験を応用し，自律的に行うことができる等の看護師が想定されています．

3. 看護師のための人材確保に関する法律

1985（昭和60）年以降，病院の都市部への集中や，医療の高度化・疾病構造の変化に対応した医療機能の分化，急速な高齢化の進展に伴って，病床規制が行われることになりました（第1次医療法改正）．そのため，規制が開始される前に病床数が急増（駆け込み増床）し，看護師需要の増大による看護師不足が起こりました．これによって看護職の確保を計画的に行うことの公益性の重要さが認識され，1992（平成4）年に「看護師等の人材確保の促進に関する法律」（人確法）が制定されました．

この法律は，看護師等の確保の促進に関する基本指針を定め，看護師等の養成，処遇の改善，資質の向上，就業の促進等の措置を講ずることによって，病院等に看護師等を確保し，国民の保健医療の向上に資することを目的としています．

2010（平成22）年には，新人看護職員の早期離職を防止する目的で，病院等の開設者が新人看護職員研修を実施するよう，努力を求める規定が追加されました．また，人確法が制定されたことで，中央ナースセンターや都道府県ナースセンターが設置されました．

2014（平成26）年には，再就業を促進する目的で看護職が病院等を離職した場合に，住所，氏名等を都道府県ナースセンターに届け出るよう，努力を求める規定等が新たに規定されました．

4. 医療法

医療法は1948（昭和23）年に施行された法律です．患者の立場から医療の理念，医療機関の定義，病院・診療所・助産所の設置基準，医療計画，医療法人などについて幅広く規定されています．

医療法は医療施設の開設・管理・運営などを定める法律です

その目的は，患者の視点に立った良質で適切な医療を効率的に提供する体制の確保をはかることと，国民の健康の保持に寄与することです．また，医療法は，「医療は，生命の尊重と個人の尊厳の保持を旨とし，医師，歯科医師，薬剤師，看護師その他の医療の担い手と医療を受ける者との信頼関係に基づき，及び医療を受ける者の心身の状況に応じて行われる」ことを理念としています．さらに，医療提供施設の機能として患者の意向を十分に尊

表2 医療法における病院の類型

病院の類型	定義	要件
病院	医師又は歯科医師が、公衆又は特定多数人のため医業又は歯科医業を行う場所であって、20人以上の患者を入院させるための施設を有するもの	―
診療所	(前略)患者を入院させるための施設を有しないもの又は19人以下の患者を入院させるための施設を有するもの	―
介護老人保健施設	介護保険法（平成9年法律第123号）の規定による介護老人保健施設	―
助産所	助産師が公衆又は特定多数人のためその業務を行う場所	―
地域医療支援病院	地域における医療の確保のために必要な支援に関する要件に該当するもので、その所在地の都道府県知事の承認を得たもの	・他の病院又は診療所から紹介された患者に対し医療を提供し、(中略)かつ、その病院に勤務しない医師、看護師その他の医療従事者の診療、研究又は研修のために施設や器械を利用させるための体制を整備していること ・救急医療を提供する能力を有すること ・地域の医療従事者の資質の向上を図るための研修を行わせる能力を有すること ・厚生労働省令で定める数以上の患者を入院させるための施設を有すること
特定機能病院	病院であって、要件に該当するもので、厚生労働大臣の承認を得たもの	・高度の医療を提供する能力を有すること ・高度の医療技術の開発及び評価を行う能力を有すること ・厚生労働省令で定める診療科名を有すること ・厚生労働省令で定める数以上の患者を入院させるための機能を有すること

重しほかの関連サービスとの有機的な連携をはかることと、インフォームド・コンセントについても努力義務が規定されています．

医療法では、病院の種類（表2）、病床の種類（表3）と、それぞれの人員配置（表4）、施設基準（表5）について規定されています．なお、一般病床は看護職員対患者が3：1，特定機能病院では看護職員対患者は2：1を最低基準と規定しています．

また「診療に関する諸記録」の保存についても規定しており、過去2年間の保存が必要です．この「診療に関する諸記録」の1つに看護記録が含まれています．なお、保健師助産師看護師法には看護記録（助産録を除く）の保存に関する規定はありません．

医療法は医療機関の人的資源，設備資源を規定するほか，都道府県ごとの医療提供体制の整備についても規定しています．この医療計画に盛り込む項目は、5疾病（が

表3　医療法における病床の種別

病床の種別	定義	入院している患者に対する看護師および准看護師の数
精神病床	病院の病床のうち，精神疾患を有する者を入院させるためのもの	4対1
感染症病床	病院の病床のうち，一類感染症，二類感染症，新型インフルエンザ等感染症及び指定感染症の患者とみなされる者並びに新感染症の所見がある者を入院させるためのもの	3対1
結核病床	病院の病床のうち，結核の患者を入院させるためのもの	4対1
療養病床	病院（精神，感染症，結核病床を除く）又は診療所の病床のうち，主として長期にわたり療養を必要とする患者を入院させるためのもの	4対1
一般病床	上記以外の病床	3対1

表4　医療法における病床別人員配置

	一般病床	療養病床	外来	特定機能病院
人員配置基準	医師 16：1 看護職員 3：1 薬剤師 70：1	医師 48：1 看護職員 4：1 看護補助者 4：1 薬剤師 150：1	医師 40：1 （耳鼻咽喉科，眼科 80：1） 看護職員 30：1 薬剤師 75：1 （取り扱い処方箋の数）	［入院］ 医師 8：1 看護職員 2：1 薬剤師 30：1 ［外来］ 医師 20：1 看護職員 30：1 薬剤師 80：1 （調剤数の標準）

表5　医療機関に必要な施設

病院の類型	必要な施設
病院	各科専門の診察室，手術室，処置室，臨床検査施設，X線装置　調剤所，給食施設，診療に関する諸記録，産婦人科または産科を有する病院の場合は分べん室および新生児の入浴施設，療養病床を有する病院の場合は機能訓練室，そのほか
地域医療支援病院	集中治療室，診療に関する諸記録，病院の管理および運営に関する諸記録，化学・細菌および病理の検査施設，病理解剖室，研究室，講義室，図書室，そのほか厚生労働省令で定める施設
特定機能病院	集中治療室，診療に関する諸記録，病院の管理および運営に関する諸記録，化学・細菌および病理の検査施設，病理解剖室，研究室，講義室，図書室，そのほか厚生労働省令で定める施設

表6 医療機関が報告する医療機能

高度急性期	急性期の患者に対し，状態の早期安定化に向けて，診療密度がとくに高い医療を提供する機能
急性期	急性期の患者に対し，状態の早期安定化に向けて，医療を提供する機能
回復期	・急性期を経過した患者への在宅復帰に向けた医療やリハビリテーションを提供する機能 ・とくに急性期を経過した脳血管疾患や大腿骨頸部骨折などの患者に対し，ADLの向上や在宅復帰を目的としたリハビリテーションを集中的に提供する機能（回復期リハビリテーション機能）
慢性期	・長期にわたり療養が必要な患者を入院させる機能 ・長期にわたり療養が必要な重度の障がい者（重度の意識障がい者を含む），筋ジストロフィー患者または難病患者などを入院させる機能

・各医療機関（有床診療所を含む）が病棟単位で，上記の医療機能について「現状」「今後の方向」を都道府県に報告
・医療機能を選択する際の判断基準は，病棟単位の医療の情報が不足している現段階では具体的な数値等を示すことは困難であるため，報告制度導入当初は，医療機関が上記の各医療機能の定性的な基準を参考に医療機能を選択し，都道府県に報告することとする

ん，脳卒中，急性心筋梗塞，糖尿病，精神疾患），5事業（救急医療，災害時医療，へき地医療，周産期医療，小児医療）の推進と在宅医療の確保，医療従事者の確保，医療安全確保，2次医療圏・3次医療圏の設定，基準病床数の算定などについてです．医療計画は5年ごとに見直されます．

2014（平成26）年には，その医療計画について大幅な改正が行われました．さらに都道府県の実情に応じた医療提供体制の確保をはかることを目指し，医療計画の作成のために，医療機関は新たに設定されたそれぞれの病床の機能（**表6**）を選択し，病棟単位で都道府県に報告します．選択した病床の機能については，現状だけでなく，将来の見通しについても報告します．

都道府県は地域の医療需要の将来推計や報告された情報等を活用して，2次医療圏等ごとの各医療機能の将来の必要量や，その地域に適した医療機能の分化と連携を適切に推進するための，地域医療のビジョンを策定することになりました．このような新たなしくみによって，その地域に必要な医療を明確にし，そこでそれぞれの病院がどのような機能をもち，その役割を果たすのかを明確に示すことにより，医療の効率化と適正化を進めていきます．

5. 介護保険法
❶目的

　介護保険制度は2000（平成12）年4月に導入されました．高齢化の進展に伴う要介護高齢者の増加と介護期間の長期化により，介護に対するニーズがますます増大する一方で，核家族化の進行，介護する家族の高齢化など，要介護高齢者を支える家族の状況の変化に対応するため，高齢者の介護を社会全体で支えあうしくみとして導入されました．

　介護保険法の目的は高齢者の自立支援と利用者本位のサービスの提供です．

❷介護保険制度の概要

　介護保険の保険者は市区町村です．また，40歳以上の人は，介護保険料を毎月支払うこととなっており，この保険料は介護保険サービスを運営していくために必要な財源になります．被保険者は65歳以上の人（第1号被保険者）と40～64歳の医療保険加入者（第2号被保険者）です．

❸要介護認定

　介護保険は，医療保険と異なり，**被保険者であっても実際のサービスを利用するには認定を受けなければなりません．**65歳以上の人は原因を問わず，要支援・要介護状態となったときに申請し認定を受けることで，保険を使うことができます．一方，40～64歳の人は，単に要支援・要介護状態であるだけでなく，末期がんや関節リウマチ等の老化による病気（特定疾病）が原因の場合に申請し，認定を受けて保険を使うことができます．

　要介護認定は，まず，住所のある市区町村の窓口で要介護認定（要支援認定を含む．以下同じ）の申請をします．申請後に市区町村の職員（認定調査員）が訪問して，聞き取り調査（認定調査）を行います．また，市区町村からの依頼により，かかりつけ医が心身の状況について意見書（主治医意見書）を作成します．

　その後，認定調査結果や主治医意見書に基づいて，コンピュータによる1次判定がなされ，次いで1次判定結果や主治医意見書に基づいて介護認定審査会による2次判定が行われ，市区町村が要介護度を決定します．要介護度は介護の必要な状態を表し，要支援1と2（2段階），要介護1～5（5段階）と，全部で7段階に分かれています．要支援・要介護と認定されなかった（非該当）場合，介護保険サービスを受けることはできませんが，市区町村が行っている地域支援事業などにより，生活機能を維持するためのサービスや生活支援サービスを利用できることがあります．

❹ケアプランの作成

介護保険では，要介護度に応じて受けられるサービスが決まっているので，要介護度が判定された後は，どの介護サービスを受けるか，どの事業所を選ぶかについて介護支援専門員と相談しながら，サービス計画書（ケアプラン）を作成し，それに基づいてサービスの利用が始まります．なお，ケアプランは介護支援専門員を利用しなくても作成できます．

❺介護保険サービスの種類

介護保険サービスには，**施設サービス，居宅サービス，地域密着型**サービスがあります．居宅サービスには，訪問系（訪問介護，訪問看護など），通所系（通所介護，通所リハビリテーションなど），短期入所サービス（ショートステイなど），生活環境を整えるためのサービス（福祉用具貸与，住宅改修など）があります．

施設サービスは，介護老人福祉施設（特養），介護老人保健施設（老健），介護療養型医療施設，介護医療院に入所して受けるサービスです．

また，地域密着型サービスは，2005（平成17）年に新設された制度で，高齢者が身近な地域で生活し続けられるように，事業所のある市区町村の要支援者・要介護者に提供されるサービスです．小規模多機能型居宅介護（1つの拠点で，訪問・通所・短期入所の全サービスを提供），複数の居宅サービスなどを組み合わせて提供する「複合型」サービスや認知症対応型共同生活介護（グループホーム）などです．

❻介護サービスにかかる利用料

介護保険サービスを利用した場合の自己負担は，**原則として介護サービスにかかった費用の1割**です．施設サービスを利用する場合には，1割の費用のほかに居住費，食費，日常生活費などの負担も必要になります．低所得者の場合は軽減措置があります．

居宅サービスの場合には，利用できるサービスの量が要介護度別に決められています．これを「支給限度額」といいます．

居宅サービスではサービス量は要介護度別に決まっています．

6. 労働法規
❶労働基準法
　労働基準法は労働者を保護することを目的として，賃金，労働時間，休暇などの労働条件の最低基準を定めています．

●法定労働時間
　労働基準法では法定労働時間は原則として週40時間，1日8時間です．しかし，看護職は夜勤や変則日勤などがある職場であることから変形労働時間制をとっているところがほとんどです．これは，一定時間の1週間あたりの平均就業時間が所定労働時間（事業場ごとに就業規則や雇用契約書で定められている労働時間）の範囲であればよいというものです．変形労働時間制には，1か月単位，1年単位などがあります．

　また，法定労働時間を超えて労働（法定時間外労働）させる場合や法定の休日に労働させる場合には届け出が必要になります．いわゆる「36（サブロク）協定」といわれるものです．ただし，延長可能な時間には限度があります．

法定労働時間について，看護職は夜勤や変則日勤などがあるため，変形労働時間制をとっているところがほとんどです．

●休日・年次有給休暇
　1週間に少なくとも1日（就業規則などで4週間に4日の休日と定めた場合には，4週間に4日）の休日を与えなければなりません．

　また，「振替休日」とはあらかじめ休日と定められた日を労働日とし，その代わりにほかの労働日を休日とすることです．休日とほかの勤務日を雇用する側（病院）が指定して振り替えます．一方，「代休」とは休日労働が行われた場合にその代償として以後の特定の労働日を休日とすることです．休日の振替手続きをとらず，本来の休日に労働を行わせた後に，代わりの休日を付与することをいいます．両者の一番の違いは割増賃金の発生の有無です．「代休」は休日出勤日に割増賃金を支払わなければなりません．

　年次有給休暇は，入職して6か月間勤務し，その出勤率が8割以上であれば，原則10日の年次有給休暇が付与されます．週の所定労働日数が1日であったとしても年次有給休暇は発生するのでパートでも有給休暇は付与されます．

●休憩
　労働基準法では，休憩について6時間を超える場合には少なくとも45分，8時間を超える場合には少なくとも1時間，労働時間の途中に与えることになっています．これは，1回の勤務中に適用されるので，例えば二交代勤務のように16時間の勤務で日

をまたぐ場合でも1回の勤務なので，法律上は1時間の休憩でよいことになります．ただし，公益社団法人日本看護協会から刊行されている『看護職の夜勤・交代制勤務に関するガイドライン』[2]では「夜勤の途中で1時間以上，日勤時は労働時間の長さと労働負荷に応じた時間数の休憩時間を確保する」[3]とされています．

❷ 労働安全衛生法

労働安全衛生法は職場における労働者の安全と健康を確保するとともに快適な職場環境を形成する目的で制定されました．

労働災害を減少させるために国が重点的に取り組む事項を定めている「労働災害防止計画」を策定することが定められています．また，労働災害を防ぎ労働者が安全で快適な環境で作業するために安全衛生管理体制を構築し，権限や責任の所在，役割などを明確化するよう義務づけています．配置を義務づけられているスタッフは総括安全衛生管理者，安全管理者，衛生管理者，安全衛生推進者（または衛生推進者），産業医，作業主任者です．

また，深夜業を含む業務に従事する労働者に対してはその業務への配置替えの際，および6か月以内ごとに一度健康診断を行う義務があります．

近年では，心の健康であるメンタルヘルスについて不調をきたす労働者が多いことから「ストレスチェック制度」が平成27年度の法改正で定められました（労働者が50人以上の事業場）（次ページ・表7）．

（太田 加世）

引用・参考文献

1) 今西春彦：看護師と関係法規のかかわり．ナーシンググラフィカ健康支援と社会保障④医療関係法規，第2版（今西春彦編），p12，メディカ出版，2013
2) 公益社団法人日本看護協会：看護職の夜勤・交代制勤務に関するガイドライン，2013
　https://www.nurse.or.jp/home/publication/pdf/guideline/yakin_guideline.pdf
3) 公益社団法人日本看護協会：看護職の夜勤・交代制勤務に関するガイドライン．p45，2013
4) 厚生労働省：職業性ストレス簡易調査票(57項目)
　https://www.mhlw.go.jp/bunya/roudoukijun/anzeneisei12/dl/stress-check_j.pdf

表7 職業性ストレス簡易調査票（57項目）

A あなたの仕事についてうかがいます．最もあてはまるものに○を付けてください．	そうだ	まあそうだ	ややちがう	ちがう
1. 非常にたくさんの仕事をしなければならない	1	2	3	4
2. 時間内に仕事が処理しきれない	1	2	3	4
3. 一生懸命働かなければならない	1	2	3	4
4. かなり注意を集中する必要がある	1	2	3	4
5. 高度の知識や技術が必要なむずかしい仕事だ	1	2	3	4
6. 勤務時間中はいつも仕事のことを考えていなければならない	1	2	3	4
7. からだを大変よく使う仕事だ	1	2	3	4
8. 自分のペースで仕事ができる	1	2	3	4
9. 自分で仕事の順番・やり方を決めることができる	1	2	3	4
10. 職場の仕事の方針に自分の意見を反映できる	1	2	3	4
11. 自分の技能や知識を仕事で使うことが少ない	1	2	3	4
12. 私の部署内で意見のくい違いがある	1	2	3	4
13. 私の部署と他の部署とはうまく合わない	1	2	3	4
14. 私の職場の雰囲気は友好的である	1	2	3	4
15. 私の職場の作業環境（騒音，照明，温度，換気など）はよくない	1	2	3	4
16. 仕事の内容は自分にあっている	1	2	3	4
17. 働きがいのある仕事だ	1	2	3	4

B 最近1か月間のあなたの状態についてうかがいます．最もあてはまるものに○を付けてください．	ほとんどなかった	ときどきあった	しばしばあった	ほとんどいつもあった
1. 活気がわいてくる	1	2	3	4
2. 元気がいっぱいだ	1	2	3	4
3. 生き生きする	1	2	3	4
4. 怒りを感じる	1	2	3	4
5. 内心腹立たしい	1	2	3	4
6. イライラしている	1	2	3	4
7. ひどく疲れた	1	2	3	4
8. へとへとだ	1	2	3	4
9. だるい	1	2	3	4
10. 気がはりつめている	1	2	3	4
11. 不安だ	1	2	3	4
12. 落着かない	1	2	3	4
13. ゆううつだ	1	2	3	4
14. 何をするのも面倒だ	1	2	3	4
15. 物事に集中できない	1	2	3	4
16. 気分が晴れない	1	2	3	4
17. 仕事が手につかない	1	2	3	4
18. 悲しいと感じる	1	2	3	4
19. めまいがする	1	2	3	4
20. 体のふしぶしが痛む	1	2	3	4
21. 頭が重かったり頭痛がする	1	2	3	4
22. 首筋や肩がこる	1	2	3	4
23. 腰が痛い	1	2	3	4
24. 目が疲れる	1	2	3	4
25. 動悸や息切れがする	1	2	3	4
26. 胃腸の具合が悪い	1	2	3	4
27. 食欲がない	1	2	3	4
28. 便秘や下痢をする	1	2	3	4
29. よく眠れない	1	2	3	4

C あなたの周りの方々についてうかがいます．最もあてはまるものに○を付けてください．	非常に	かなり	多少	全くない
次の人たちはどのくらい気軽に話ができますか？				
1. 上司	1	2	3	4
2. 職場の同僚	1	2	3	4
3. 配偶者，家族，友人等	1	2	3	4
あなたが困った時，次の人たちはどのくらい頼りになりますか？				
4. 上司	1	2	3	4
5. 職場の同僚	1	2	3	4
6. 配偶者，家族，友人等	1	2	3	4
あなたの個人的な問題を相談したら，次の人たちはどのくらいきいてくれますか？				
7. 上司	1	2	3	4
8. 職場の同僚	1	2	3	4
9. 配偶者，家族，友人等	1	2	3	4

D 満足度について	満足	まあ満足	やや不満足	不満足
1. 仕事に満足だ	1	2	3	4
2. 家庭生活に満足だ	1	2	3	4

厚生労働省：職業性ストレス簡易調査票（57項目）
https://www.mhlw.go.jp/bunya/roudoukijun/anzeneisei12/dl/stress-check_j.pdf

3 看護マネジメント（看護管理）

KEY WORDS　●マネジメント　●看護マネジメント　●看護管理者

　そもそも看護マネジメント（看護管理）とはどのようなことで，看護管理者はどのような役割を担うのでしょうか．第2章からの各論に入る前に，看護マネジメント（看護管理）の概要について押さえておきましょう．

マネジメントと看護

　看護部のなかで，看護部長，副看護部長，看護師長は，看護管理者として「看護サービス」のマネジメントを行う役職です．また，看護主任は主として患者へのケアを行いながら，マネジメントも一部行います．

　「マネジメント」という単語を国語辞典で調べると，「管理，処理，経営」といった意味がありますが，「management」を英和辞典で調べると「取り扱う，処理する，管理する，やり遂げる」と記載されています．

　また，日本看護協会発行の『看護にかかわる主要な用語の解説』（2007）では，看護管理者の機能とは，「看護職のもつ能力が有効に発揮され，直接の業務が円滑に遂行され，24時間最良の看護が提供されるよう，組織の系統，権限及び責任を明らかにし，人事・設備・備品・労務環境を整えることである」[1]と記されています．

　つまり，マネジメントとは，単に規制や統制をするといった意味合いよりも，**経営全般のかじ取りをする，よりよく運営していくこと**と考える方が適切ではないかと考えます．そして，看護マネジメントとは，「看護管理者が病院・施設の売上と利益を確保し，目標達成に向けて経営資源を合理的，経済的，効率的に活用して仕事の成果を上げること」と定義できます．

マネジメントとは，「組織をよりよく運営していくこと」です

看護管理者の役割

　看護管理者は，病院の理念に基づいた目標を達成するために，「人」「もの」「金」「知識」「サービス」といった資源を上手に使いながら，**部署を調整，統制することによって，看護サービスの提供や質の調整，展開，評価に責任を持ちます**（p35「サービスマネジメント」参照）．

　看護管理者の主な役割は，以下の3点です．

❶業務目標を達成する

　病棟で掲げた部署目標を達成することは，看護管理者の大切な役割です．そのためには病棟の理念や方針を業務目標として具体的にし，実行可能な計画に落とし込みます．そして看護管理者自身のマネジメント力によってサービスを向上させ，ひいては病院施設の収益の確保に努めます．

看護管理者は，看護サービスの提供や質の調整，展開，評価に責任を持ちます

　スタッフと看護管理者とのいちばんの違いは，看護管理者は結果責任を負うということです．目標を達成できなければ，看護管理者としての責任を果たしたとはいえません．

❷職場を強化する

　看護管理者だけでは，部署の目標を達成することはできません．部署のスタッフの参加と協力が必要です．看護管理者はスタッフ1人ひとりが心から組織に貢献できる職場の雰囲気を醸成し，継続的に目標を達成できるチームづくりを行います．そのためには，円滑なコミュニケーションによって，個々のスタッフが場面や状況に応じてリーダーシップを発揮できるよう，マネジメントしていく必要があります．

❸スタッフを育成する

　スタッフを育てることによって，看護管理者は自身の業務をスタッフに委譲することができるようになり，管理者にしかできない仕事に専念することができます．スタッフの育成はスタッフ本人だけでなく，看護管理者自身やチーム全体の成長にも影響を与えます．

（太田 加世）

引用・参考文献

1）日本看護協会：第Ⅴ章 看護の管理者．看護にかかわる主要な用語の解説，p38，日本看護協会，2007

第2章
4つのマネジメントの基本と実践

1) 「看護サービス」のマネジメント
2) 「看護チーム」のマネジメント
3) 「人材育成」のマネジメント
4) 「情報」のマネジメント

1 「看護サービス」のマネジメント

1 看護サービス

KEY WORDS
- 看護サービス
- サービスマネジメント
- マネジメントサイクル
- MaIN
- 看護提供体制

　この項では，看護管理者が行う「看護サービス」のマネジメントについて説明していきます．まず，そもそもサービスとは何か，そして看護サービスの特徴は何か，提供するサービスをどうマネジメントしていったらよいのかなどの概観を述べます．

サービスとは？

　「看護サービス」について考える前に，そもそも「サービス」とはどのようなものなのかについて考えていきます．

　近藤[1]は，サービスについて「人間や組織体になんらかの効用をもたらす活動で，そのものが市場で取引の対象となる活動である」と述べています．**つまり人や組織にとって価値のある活動で，それを得るにはお金を払わなければならないことがサービスです．**

1. サービスの分類

　サービスという「商品」は活動そのものなので，ものという「商品」とは性質が異なります．しかし，企業が市場（売り場）で提供するものには，ものでもあり，サービスであるという性質を兼ね備えているものもあります．サービスは，一般的には次の5つに分類されます．

①純粋なもの

　たとえば石けん，塩などの調味料という製品はサービスを伴いません．これらは形のあるものとして販売されています．

②サービスを伴うもの

　ものに1種類もしくは複数のサービスを伴うものです．たとえば，自動車やパソコンなど，製品そのものが高度な技術によってつくられたものには，付随する顧客サービスがあります．パソコンの使い方に関するサポートや自動車の定期点検などです．

③サービスと半々であるもの

　たとえばレストランでの食事が該当します．食べ物というものだけではなく，給仕などのサービスもものと同じくらい顧客の満足度に影響します．

④若干の付属サービスおよびものに伴うサービス

　主要なサービスに，付随的なサービスやサービスを支援するものが伴います．たとえば飛行機での移動等です．目的地まで乗客を運ぶことが主要なサービスですが，食事や飲み物，機内でのさまざまなサービスも提供されるような場合です．

⑤純粋なサービス

　たとえば，警備などの巡回や出入管理等を通じて不審者の侵入や施設内の異変を早期に発見する，ものを伴わないサービスのことをいいます．

2. サービスの特徴

　サービスの特徴には以下の4つがあります．そして，**看護サービスも同様に，この4つの特徴を持っています．**

①無形性

　サービスは活動なので，物理的な形をとっていません．物質ではないので，流通させることや多く作って倉庫に置いておくということもできません．また，顧客に試してもらうことや見せることもできません．そのため，顧客が，あるサービスを初めて利用する場合に感じる不安をどう解消するかが提供側の課題になります．

②生産と消費の同時性

　サービスが人から人へ受け渡される場合，顧客の必要なときに，必要な場所で生産と同時に消費されるという特徴があります．たとえば看護師が患者に対して看護というサービスを提供する場合，看護を行っている間が生産であり，看護を受けている間が消費ということになります．顧客がその場にいるため，間違いや欠点を隠すことが難しく，またやり直しがききません．これを「サービスの不可逆性」といいます．もののように不良品だからといって交換はできません．ものの場合には，完成品を購入するため，その過程をみることができませんが，サービスは同時性という特徴のために顧客はその過程もみることができます．

③顧客との同時生産

　顧客は，サービスを消費する場面で，場合によっては自分自身にサービスしたり，サービス提供者に協力してサービスの生産に参加することがあります．病院では，自分で病院まで出かけ，受付をし，混んでいれば順番を待つこともあります．自分で採

尿することもあるでしょう．また，食事療法や運動療法が必要な場合は，医師の指示のもとに食事を作ったり，運動したりします．これらの行為は患者が主体となって行います．これらはサービスの生産に顧客が参加しているといえます．

看護サービスの特徴もこの4つです

また，サービスの生産過程への参加によってその効果はいっそう高まります．このようなサービスには顧客の存在そのものが生産活動の一部として組み込まれています．

④結果と過程の等価的重要性

サービスは活動であるため，結果が出るまでは顧客はその活動過程を体験することになります．そのため，サービスでは，結果と過程の両方が重要です．その過程での体験が快適であるほど顧客にとっての満足度が高くなります．たとえば，映画館では「映画を観た」という結果よりも，映画を観ている過程で楽しくて笑った，感動して泣いた，という体験によって満足度が高くなります．

看護サービスとは？

以上の特徴から考えると，医療サービスは医療従事者という人と建物や医療機器などのものの部分を組み合わせたシステムとして活動を行っているといえます．看護サービスも同様です．

日本看護協会の『看護にかかわる主要な用語の解説』では，看護サービスについて，「看護サービスとは，主に市場または経営学の視点から捉えた看護職の行為をいい，サービスの受け手である顧客（患者やその家族）をいかに満足させ得るかが基本的な関心事となる．つまり，看護の対象者側の視点に立ち，看護の対象者が主体になったときや，顧客満足に焦点をあてたときに用いられる看護や看護ケアを指すものである」[2]と述べています．

1．看護サービスの特徴

看護サービスは保健師助産師看護師法に規定されている，「診療の補助」と「療養上の世話」そのものです．看護サービスは1人の患者に対して複数名の看護職が提供します．またサービスの提供者が変わっても一貫したサービスを提供できるよう，看護計画に基づいて行います．

看護サービスを提供する場として，病院や診療所があります．しかし，看護サービ

スが対象としているのは，なんらかの健康上の問題を持つ人々であることを考えると，病院や診療所だけでなく，人間が存在し，活動しているあらゆる場や組織が看護サービスを提供する場となりえます．保健所，学校，市町村，介護事業所や介護施設，事業所（会社），地域など，提供する場は広範囲におよびます．

また，看護サービスは医療サービスの一部です．医療サービスは，看護職だけで提供するものではなく，そこには他職種がかかわっているので，彼らの支援や連携が重要です．

さらに，設備による影響を受けます．手術室がある病院であれば，手術を行うために必要な看護を提供できますが，そもそも手術室がなければ手術というサービスの提供はできません．

そして，看護サービスにも，同時性・消滅性があります．個別性が高いため，患者によって提供するサービスの質や量が変わりますが，その一方で，患者によらず共通するサービスもあるため，効率性も求められます．24時間のサービス提供が必要とされることが多いことも特徴としてあげられます．

サービスマネジメント

マネジメントとは，ある目的を達成するために目標に向けて人々を動かしていくための活動です．その活動は，計画，組織化，指揮，統制等のプロセスから成り立っています．マネジメントはそのプロセスのそれぞれについて現状分析し，計画を立てる，実践する，確認するなどを周期的に繰り返し行い，よい状態を維持していきます．これを「マネジメントサイクル」といいます（図1）．

看護管理者は，このような看護サービスにかかわる人的・物的資源を含めて管理します．これを「サービスマネジメント」といいます．看護独自のサービスマネジメントモデルの構築は現在のところなされておらず，新たなモデルの構築が望まれるところです．

そのため，ここではナースのための管理指標（MaIN：Management Index for Nurses Ver.2.1)[3]という看護マネジメントのモデルを使用して，サービスマネジメントについて説明します．

1. MaINとは

MaINは，既存の経営管理指標を総合的に検討し，指標を分類・特徴づける独自の

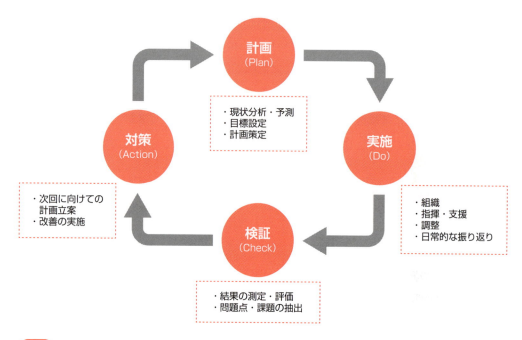

図1 マネジメントサイクル

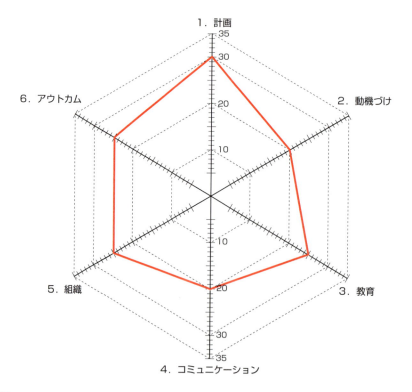

図2 レーダーチャート

井部俊子監, MaIN研究会 太田加世ほか編著：ナースのための管理指標 MaIN2. 第2版, p149, 医学書院, 2010 より許可を得て一部改変

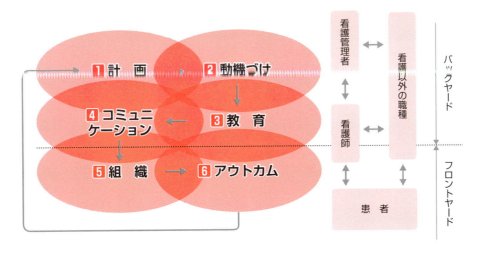

図3 MaINの概念枠組み

井部俊子監，MaIN研究会 太田加世ほか編著：ナースのための管理指標 MaIN2．第2版，p11，医学書院，2010
より転載

カテゴリーを抽出したものです．マネジメントを6つのカテゴリー（計画，動機づけ，教育，コミュニケーション，組織，アウトカム）に分け，それぞれのカテゴリーには，マネジメントの基本的な課題が含まれています．看護管理者が，自分のマネジメントを自己評価するためのツールです．評価した結果はレーダーチャート（図2）として表されます．

MaINではリーダーシップを，業務の効率を考えながら看護の質の向上を目指すという目標達成にかかわる機能の軸と，個人と集団という人間関係にかかわる機能の軸をそれぞれ対立する軸と考え，概念化しています．

またMaINをサービスマネジメントを含む概念枠組みとして考えると，図3のように表されます．

患者に提供されるサービスを，サービスマネジメントの視点から2つに分けています．1つは，直接患者に提供されるサービスであり，どのような看護体制で，どのようなサービスが提供されるのかが患者にみえる部分です．これを「表舞台（フロントヤード）」と表現し，そこには「組織」と「アウトカム」のカテゴリーが含まれます．また，患者にサービスを提供するためには，看護管理者や医師や看護師以外の職種の行っている業務が必要ですが，このように，患者に直接的に提供されず，患者からはみえないサービス，つまり間接的なサービスを「裏舞台（バックヤード）」と表現しています．そこには「計画」「動機づけ」「教育」「コミュニケーション」のカテゴリーが含まれます．

MaINによる自己評価からは，①患者に対して開かれた組織として十分な看護サービスを提供しているか，②それが患者満足を含めた「アウトカム」として表れているか，③リーダーシップは偏っていないか，④サービスがプロセスとして提供されているかに対し，看護管理者自身がどう評価しているかを読み取ることができます．

2. マネジメントの資源

　看護サービスを提供するにあたっては，人的・物的資源が必要になります．**これらの資源は一般的に「人，もの，金」といわれます．**「人」とは病院で働いているすべての人たちと患者とその家族です．そして，「もの」とは，設備や機械器具類，医薬品，患者の療養生活に必要な物品等です．そして，「金」は財務に関することが該当します．経営を維持したり，設備投資をするために欠かすことはできません．また病院に入る収益の大部分は診療報酬によって得られる収入です．

マネジメントの資源は「人・もの・金」

　看護管理者は，これらの人的・物的資源を管理することによって看護サービスの量や質の維持・向上や効率的なサービスの提供を管理します．

　「人」は労働力でもあり，コストでもあります．そして，感情を持つという点でものや金とは大きく異なります．

　また，「もの」は，生産効率の向上や標準化による質の維持のために管理します．病院の場合には，たとえば，病棟にあるベッド，リネン類，医薬品，衛生材料などのものの管理などです．これらを管理，維持することは看護管理者の仕事です．モノが管理されているということは，必要な物品が過不足なくあり，必要なときにすぐに取り出すことができる，機器は整備点検され，いつでもすぐに使えるようになっているという状態です．また，物品管理を誰にどのように任せるかも，看護管理者の責任で行うことです．

　「金」は財務管理なので，資産や資金の流れ（需要と供給）を適合させなければなりません．病院の収入と支出のバランスを維持するとともに，設備投資などの資金運用計画なども含まれますが，看護管理者は部署の病床回転率や患者の平均在院日数などの収益にかかわることを管理します．また，スタッフの給与がおおよそどのくらいなのかを把握しているでしょうか．給与は病院全体の収益に影響しているので，自分の部署が，病院の収益や費用にどのくらい寄与しているかを確認するためにも大切なことです．また，病院の経営状態をスタッフにわかりやすく伝えることも大切です．スタッフの働きが病院の収益にどのように貢献しているのか，裏づけをもって話すこ

とは，スタッフのやる気の向上にもつながります．

3. 看護提供体制

　看護サービスを，夜勤の提供体制や看護職の人数，患者の特性，部署の構造等によって，より効率的で継続的に提供できるよう，それぞれの部署ごとに看護を提供する体制が決まっています．

　いくつかの種類がありますが，それぞれに，メリット・デメリットがあります．サービスの提供側からすれば，限られた人数・時間，勤務者の能力を公平に最大限に，かつ，効率的に活かしたいところです．また，提供するサービスの質を均てん化*1する必要もあります．一方，サービスの受け手側からすると，患者中心で，継続的で安全，そして安心できる看護の提供を望みます．看護師であれば，同レベルで質の高い看護を提供したいと望むでしょう．

　双方のバランスをとりながら，看護単位としての力が発揮でき，決まった勤務時間内に仕事を終え，患者が満足できる体制を選択する必要があります．

　たいていの部署では，以下の方式を組み合わせて看護提供体制を作っています．

❶ 患者受け持ち看護方式

　患者受け持ち看護方式は，看護師が日替わりで受け持ちをする方式です．その日，その勤務帯の責任は，受け持ち看護師にあります．勤務帯における，各勤務者の能力を最大限に配分する方式で，1日の責任の所在ははっきりしています．しかし，継続的なケアの提供は困難というデメリットがあります．

❷ 機能別看護方式

　機能別看護方式は業務の内容を区分し，その勤務帯の看護職に割り当てて行う方式です．業務の割り当ては，その日の看護職の人数や経験によって行われ，業務によっては当番制である場合もあります．割り当てられた業務の責任は各人が負うため，1つひとつの業務はきちんと遂行されます．その日の責任者が決められている場合もありますが，トータルな責任の所在が不明確になることがあります．また，業務が断片的になりやすいため，スタッフ同士のコミュニケーションや横の連携が不足すると，対象者に提供されるサービスの質に影響を及ぼすというデメリットがあります．

用語解説

*1 **均てん化**：生物が等しく雨露の恵みにうるおうさまから，全国どこでも標準的な専門医療を受けられるよう，医療技術などの格差の是正をはかること

❸ チームナーシングシステム

　チームリーダーが中心となり，カンファレンスや申し送りを采配します．チームで業務を行うため，スタッフ同士の連携が必須となります．継続性があり看護職個々人の能力に差がある場合でも，チームで補うことができます．一方，チームをまとめるリーダーの責任や負担が重くなりがちです．また，患者は誰に何を言えばよいのかわかりづらく，同じことを繰り返し伝えなければならないというデメリットもあります．

❹ プライマリーナーシングシステム

　看護職それぞれがプライマリーナースとして，対象者に提供するすべてのサービスについての判断に責任をもちます．日々のサービスはその日の受け持ちの看護職が行うこともありますが，プライマリーナースが立案した計画に基づいて実施します．その評価もプライマリーナースが中心となって行いますので，患者に一貫した継続性のあるサービスを提供することができます．また，患者にとっては自分の受け持ち看護師が誰なのかが明確です．一方，日々の業務上の看護師どうしの連携は不足しがちになるので，連携を意識的に行うことが必要になります．

❺ パートナーシップナーシングシステム（PNS：partnership nursing system）

> PNSは近年注目されています

　2人の看護職が，安全で質の高い看護をともに提供することを目的とし，よきパートナーとして対等な立場で互いの特性を活かし，相互に補完し協力し合って，毎日の看護ケアだけでなく，委員会活動や病棟内の係の仕事にいたるまで，1年を通じて活動し，その成果と責任を共有する看護体制です．2人の看護師が二人三脚で動くことにより，不安やストレスが軽減し，医療ミスの防止になります．また，知識や情報の補完・共有ができ，コミュニケーションが活性化するなどのメリットがあります．

　一方，人員をより多く必要とし，パートナーとの相性次第では気を使いストレスになるなど，相性，年齢，経験年数等のバランスを考慮したパートナー選び（ペアリング）が難しい，休日・休暇の調整が難しいなどのデメリットがあります．しかしながら，近年の新しい看護提供体制として注目されています．

（太田 加世）

引用・参考文献

1) 近藤隆雄：活動としてのサービス．サービスマネジメント入門，第3版，p24，生産性出版，2007
2) 日本看護協会：看護サービス．看護にかかわる主要な用語の解説，p16，日本看護協会，2007
3) 井部俊子監：ナースのための管理指標MaIN2．第2版，医学書院，2010

1 「看護サービス」のマネジメント

2 目標管理

KEY WORDS
- 看護マネジメント
- 目標管理
- PDCAサイクル
- SWOT分析
- 人への理解
- 問題解決思考

看護サービスを提供するために組織をマネジメントするうえで，鍵となるのはその組織で働く「人」のマネジメントです．人をマネジメントする際に最も効果的な手法である「目標管理」について紹介します．

看護マネジメントとは？

マネジメント（management）とは「経営目標を達成するために，ヒト・モノ・カネ・時間などを資源として，それらを効率的・経済的に活用すること」[1]と定義されます．人・もの・金・情報・時間などの組織の資源といわれるものは，際限なく潤沢にあるものではなくかぎられた量しかありませんので，効果的に使うことが必要となります．

これら資源のなかで，病院組織において最も有効な資源は「人」です．そして，この資源は，組織の経営目標を達成するために使われなければなりません．つまり，看護マネジメントでは，看護の対象者である人々に最適な看護を提供するという組織の目標達成のために，病院組織で働く看護職員を，計画し・組織化し・指揮整理し，統制することが最も重要であるということです．

そして，「より効率的な成果達成におけるマネジメントの重要な課題は，組織のなかの人間をどうとらえるか」ということであり，「つまり経営活動の主役は個性や価値観をもった人間であり，自己実現を求めて行動する人間としてのとらえ方が重要であるということ，さらに人間を積極的な行動に駆り立てる誘因は，承認や自尊心，目標の達成，自己実現への欲求などであることがわかった」[2]といわれています．つまり，最小の資源で最大の効果を発揮する組織マネジメントを行うためには，組織で働く"人"をマネジメントすることが鍵となり，「自ら動く存在である」"人"をマネジメントする際に最も効果的な手法は「目標管理」であるということです．

目標管理とは？

目標管理手法では，アメリカのピーター・ドラッカー[*1]の目標による管理（MBO：management by objectives）があります．目標管理というと，目標を管理することと誤認されがちですが，正しい意味は，「目標による管理」です．つまり，トップダウンでリーダーから与えられた目標ではなく，スタッフ自らが自分の目標を設定し管理していくことです．ドラッカーは，目標管理のことを，「management by objectives and self control」と表現し，自分で自分をマネジメントすることの大切さを強調しています．また，その後，1968年にアメリカの心理学者ロックが提唱した目標設定理論が，ドラッカー説の理論的背景として使われました．

ロックは，目標が仕事への意欲やパフォーマンスを高めるためには，その目標が「困難度」「明瞭度」の点で一定水準以上であるときにかぎられているとしています．つまり，実現するうえで多くの工夫と努力を要する，あるいは短時間で達成しなければならないという時間的制約がある場合には，より高いパフォーマンスを達成するということです．その際には，目標の意義と具体性がわかりやすく表現されていれば，さらにより高いパフォーマンスをあげることができます．これは，「人は，設定した目標の困難度に対応させて自分の努力水準を決めるため」といわれています．目標設定は，人に「努力をしなければと思わせ」「努力の方向を決めてくれ」「努力を持続させてくれ」「行動手順を決めてくれる」手法であるといえます．

「人」をマネジメントするには，"目標管理"が効果的です

したがって，組織にとって最も有効な資源である"人"を活かし，マネジメントするためには，目標による管理が有効であるといえます．

目標管理とPDCAサイクル

組織の目標管理を行っていく際には，「PDCA（Plan-Do-Check-Action）サイクル」の考え方が基本となります（「管理プロセス（マネジメント・プロセス）とは？」p62

用語解説

[*1] **ピーター・ドラッカー**：Peter F. Drucker．経営学者で，「現代経営学」あるいは「マネジメント」の発明者として著名

表1　SWOT分析

		外部環境分析	
		O：機会	T：脅威
内部環境分析	S：強み	≪積極的攻勢≫ 強みを最大限に活かして積極的に行う	≪回避・転換≫ 強みを活かすことで脅威を回避する，または強みをてこにして脅威を積極的に機会に転換する
	W：弱み	≪専守防衛≫ 機会を弱みによって失うことのないように，適切な対策を講じる	≪開発・強化＝撤退≫ 脅威と弱みが重なって最悪の事態を招かないために対策をとる 場合によっては撤退も必要

表2　SWOT分析の手順

1	攻めの戦略立案	S（強み）とO（機会）の優勢クロス分析から経営戦略を論理的に導き出す
2	守りのカイゼン活動	W（弱み）は職員の現場の気づき．カイゼン提案活動を促す効果が期待できる
3	撤退の決断	W（弱み）とT（脅威）の劣勢クロスに該当するものは，捨てるが勝ちのリスクマネジメント

図1参照）．PDCAサイクルとは，組織の目標を達成するために多元的な計画を策定し，計画どおりに実行できたのかを評価し，次への行動計画へと結びつける一連の管理システムのことです．

　PDCAサイクルは，1回サイクルを動かして終わりではなく，常に次の計画へとつなげていき「PDCAサイクルを回す」ことを続けていくことで，さらに高い目標に到達することが可能となります．

PDCAサイクルは，「回し続けていくこと」がポイントです

　また，PDCAサイクルを使って目標管理を行う際には，現状分析をしっかりしておくことが重要です．自分の組織が置かれた状況を正しく把握するために，目に見える範囲の出来事だけでなく，外部環境・内部環境も分析します．分析手法にはいろいろな考え方がありますが，一般的には「SWOT分析」が使われます（表1）．

　SWOTとは，「Strength（強み）」「Weakness（弱み）」「Opportunity（機会）」「Threat（脅威）」の頭文字を組み合わせた短縮語です．SWOT分析は，それぞれをクロスさせて，表2の3つの段階に分けて実施するとスピーディに結果が出ます．

　前述したように，目標管理は人を活かしマネジメントを効果的に行うための1つの

手法です．組織の目標管理がスタッフ個々の目標管理に連動していくためにも，誰もが見てわかるように可視化して情報共有をすることが大切です．

「看護サービス」のマネジメント：目標管理
実践のPOINT

①マネジメントは，"人"に対する理解から始まる

　本来"人"は「人に動かされる存在」ではなく，「自ら動く存在」です．病院では24時間365日，切れ目なく看護サービスを提供しますが，この看護サービスを提供するスタッフのすべてを，誰かがそばにいて監視し管理することは現実的に不可能です．また，仮に24時間監視や管理を行ったとしたら，スタッフは「自ら動く存在」ではなくなります．働く1人ひとりに，自立性と責任と権限をもってもらうために，しくみを作り・統制し・動かし・評価する，といったマネジメントが必要なのです．

　優れたリーダーは，マネジメントの対象者も看護サービスの対象者も"人"であることを理解し，行動中心のマネジメントではなくシステム思考のマネジメントで組織化を行います．スタッフに対しては，自部署の「あるべき姿」とそこにいたるまでの道筋を，日々の仕事のなかで明確に語り，しくみづくりに力を注ぎ，積極的な権限委譲を行いましょう．それにより，スタッフは「自ら動く存在」になっていくことが期待できます．

②問題解決思考で目標管理を行う

リーダーは，自分自身の問題解決力を高めることが重要

　マネジメントの手法として目標管理がありますが，リーダーとして，この目標管理をうまく行うためには，自分自身の問題解決力を高めることが重要です．病院組織には，日々，目の前で起こっていることだけでなく，目に見えていない問題がたくさん埋もれています．

　問題意識がなければ問題は存在しないことになります．現状を打破し，より高い目標を達成したいというリーダーの強い欲求が，解決すべき問題を生み出します．また，目標管理はあくまでも「マネジメントの手法＝道具」です．道具は正しく使ってこそ，その威力を発揮します．目標管理の理論や手法を正しく理解したうえで，問題解決プロセスを構造化して目標管理を行うとよいでしょう．

③目標管理は「しばり」ではなく「可能性」を現したもの

　一般的に,「目標」という言葉は「ノルマ」という言葉に置き換えられて使われることもあり,達成しなければ処罰や叱責がある「嫌なこと」という印象をもつ場合もあります.しかし,マネジメントにおける目標管理は,スタッフや看護サービスを受ける人々,つまり病院組織に関係するすべての人々にとって「望ましい方向」「期待する結果」を示したものにほかなりません.

　したがって,リーダーは,組織目標がスタッフそれぞれに正しく理解されるようにさまざまな機会を通じて言語化して伝える努力が必要です.そして,個々のスタッフが組織目標を自分の目標に置き換えることができれば,おのずと自己管理ができ,結果として病院全体が組織目標の達成に近づくことができます.

(三浦 紀子)

引用・参考文献

1) 木村チヅ子:概要:看護マネジメントとは何か.看護管理学習テキスト第3巻「看護マネジメント論」2015年度刷,第2版(井部俊子ほか監,村上美好ほか編),p2,日本看護協会出版会,2015
2) 木村チヅ子:論点2:目標による管理.看護管理学習テキスト第3巻「看護マネジメント論」2015年度刷,第2版(井部俊子ほか監,村上美好ほか編),p11,日本看護協会出版会,2015
3) 腰塚弘久:ナースのためのMBA講座　戦略9　戦略策定のための分析手法1,Nursing BUSINESS,1(9),2007
4) スティーブンP.ロビンス:組織行動のマネジメント―入門から実践へ,第19版(髙木晴夫訳),ダイヤモンド社,2007

1 「看護サービス」のマネジメント

3 業務改善

KEY WORDS　●問題解決思考　●問題解決過程の6段階　●業務改善

看護サービスを向上させていくには問題を解決し，業務を改善していく取り組みが欠かせません．ここでは，その業務改善に必要な「問題解決思考」と「問題解決過程」についての基本と，実践の際のポイントについて解説します．

問題解決とは？

「なぜ，残業時間が減らないのだろう？」「なぜ，インシデント・アクシデントが減らないのだろう？」「もっと，患者のそばにいたいのに時間がない」などと，職場には解決したいと思う問題が，いろいろとあるのではないでしょうか．

私たちは日々患者や利用者の抱える健康上・生活上の課題を解決し，また新たな問題が発生しないよう予防的にかかわっています．それと同じように「職場」や「部署」の業務上問題にも取り組んでいく必要があります．しかし，どうすれば私たちの業務を日々改善していくことができるのでしょうか．

そこでヒントとなるのが問題解決過程の思考と，問題解決過程について知っておくことです．看護における業務改善の目標は，より正確で，安全で，高品質の看護を提供することを目指して，職場の問題を解決したり，問題の発生を予防したりすることですから，問題解決のプロセスで整理しながら考えることが，その目標に近づく手段のひとつになります．

業務改善とは，業務における課題や問題を解決することです．そうした問題を解決につなげる思考と行動の過程のことを，「問題解決過程」といいます．

問題解決は，「6段階」で考えます

過程（プロセス）ですので，いくつかのステップ（段階）があり，順を踏んで進んでいきます．大まかにいうと，問題を見つけ，解決策を考え，実行するというプロセスです．

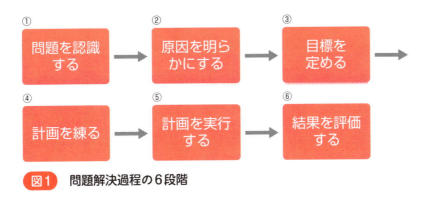

図1　問題解決過程の6段階

　ここではもうすこし細かく，「問題を認識する」「原因を明らかにする」「目標を定める」「計画を練る」「計画を実行する」「実行した結果を評価する」という6段階（図1）で，問題解決過程を考えていくことにします．

問題解決思考と問題解決過程

　私たちは，目の前に問題があると，ついすぐに，「とりあえずこうしよう！」などと解決策を考えたくなります．しかし，これでは本当の問題解決につながらないことがあります．問題の本質が正しくとらえられていなければ，いくら解決策を練っても問題を解決することができないからです．業務改善の過程は問題解決のプロセスですから，手順を踏んで進めていきます．

　たとえば「頭が痛い」という問題を抱えた人がいた場合，その人に鎮痛薬を飲んでもらえばおそらく症状は緩和し，問題は解決します．しかし，その頭痛が何か大きな病変の前兆である可能性もあるため，実際には鎮痛薬の投与という解決策を導く前に，問題の原因が何か，ほかに異常はないのかなどをアセスメントしていると思います．そのようにして，問題の原因を正しくとらえたうえで，鎮痛薬を飲むかどうかの判断をしているはずです．業務改善のための問題解決の過程も基本的には，患者や利用者の健康課題・生活課題を解決するのと同じ思考過程をたどります．

業務改善を進めるステップ―問題解決過程の6段階

1. 問題を認識する

　問題とは，「こうありたい」と思う目標と現状とのギャップ（差）です（図2）．業務改善のはじめのステップは，この問題を認識することから始まります．

　つまり，うまくいっていないこと，なんとなくやり過ごしているけれど無理をしていること，困っていることなど，解決すべき問題を意識することです．

　また問題には，すでに目の前に見えていること（顕在している問題）のほか，今は何も起きてはいないものの放っておいたらいつか問題になるかもしれない，潜在している問題もあります（図3）．いずれ大きな問題になるかもしれない潜在する問題に気がつくことができると，ことが大きくなる前に対応することができる可能性があります．目の前の出来事だけでなく，将来問題になるかもしれない出来事にも気がつくことができる力を磨くことが必要です．

2. 原因を明らかにする

❶原因を把握する

　何が問題かを認識したら，次のステップでは，その問題の原因が何なのかを把握することが必要です．原因は「なぜその問題が生じているのか」という問いによって，明らかになってきます．

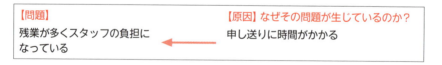

　なお，上記のように，「1つの課題の原因となる問題が1つ」というようなことはごくまれで，実際には多くの問題が絡み合って，1つの課題ができ上がっているということが多いと考えられます．

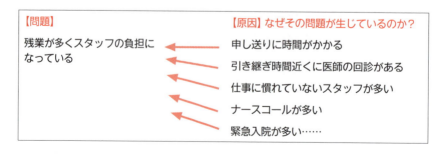

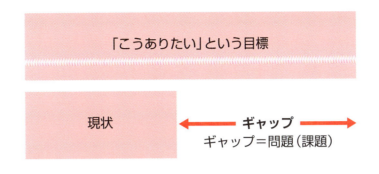

図2　問題とはなにか

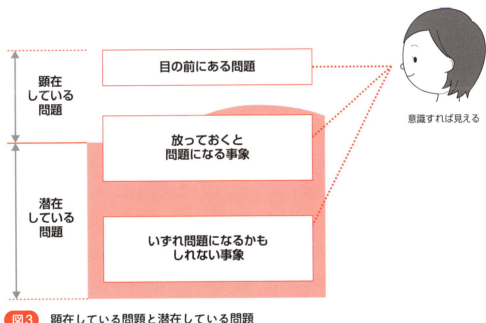

図3　顕在している問題と潜在している問題

また，原因となる問題どうしも関連していたり，さらにほかの問題とも関連していたりと複雑に絡み合っているということも多いでしょう．ここでさまざまな考えられる問題と問題どうしの関連性を整理しておくと，その先の目標や計画が立てやすくなります．原因についても，「なぜそれが起こるのか」という問いを繰り返していくと，関連や背景が見えてきます．

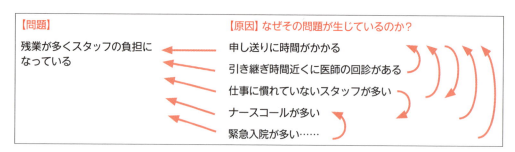

　ところで，原因を1つひとつ考えなくても過去の経験などから直感的に解決策を思いつく，という場合もあると思いますが，**問題の背景にある原因をていねいに確認するこのステップを踏むことが，問題を効率的に解決していくことにつながります．**

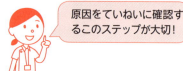

　重要な問題や大きな問題が生じているときには，一気に解決策に取り組みたくなりますが，原因への対策がない解決策では，問題の根本からの解決にはつながりません．大きな問題であればあるほどこのプロセスをていねいに行い次のプロセスにつなげたほうが，最終的な成果につながる可能性があります．

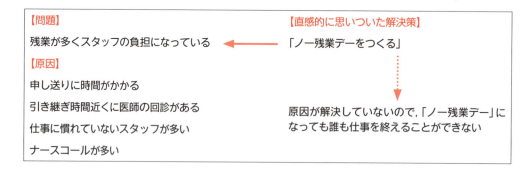

❷原因を分析する（現状を把握する）

　問題の原因がある程度把握できたら，次にそれらについて現状で「わかっていること」と「わかっていないこと」を把握します．これは問題をめぐる職場の現状を把握することだといえます．問題を解決するにあたって，部署が一体どんな状態なのかを，ここで把握するということです．これらが，この先のプロセスで計画すること，

問題解決のために実施することの根拠となります．

【問題】	【原因】	「わかっていること」と「わかっていないこと」
残業が多くスタッフの負担になっている	申し送りに時間がかかる	● おそらく1回30分以上かかっている ● 何が申し送られているのか内容がわからない ● 30分が長いのか短いのかわからない，ほかの病棟や病院がどうしているのかわからない
	引き継ぎ時間近くに医師の回診がある	● 日によって，時間が変わることがある．医師の都合で時間が決まっているようだが，わからない ● 回診時受け持ち看護師も同席するが，どんな役割をもっているのか，わからない
	仕事に慣れていないスタッフが多い	● 1年目の看護師が病棟スタッフの人数の3分の1を占めている ● 手順を実施前にしっかり確認する必要がある
	ナースコールが多い	● 日常生活に介助が必要な患者が多い ● 申し送り時間にナースコールが増加する ● どんなコールの要件が多いのかは，わからない
	緊急入院が多い	● ○科の患者が来たら，いつでもこの病棟に入院することになっている（組織の方針）

3．目標を定める

　問題とその原因，原因の関連性と現状を把握したら，次に目標を定めます．目標とは，業務を改善することによってこうなりたいという結果を表現したものです．目標は明確で具体的なものにすると，その先にどんな計画を立てたらよいか，なぜその目標に向かわなければならないのかがわかりやすくなります．そして，わかりやすい計画があればそれを実行に移しやすく，実施後の評価もしやすくなります．

　明確でわかりやすい目標とは，その問題を解決して「こうなりたい」という状態を示したものです．具体的にするためには，「いつ（ごろ）までに」「誰が」「どのくらい（できれば数値で）」ということを含めて，観察可能な言葉で表現することが必要です．

【目標】	【目標：具体的な表現に工夫した場合】
残業時間を減らす	①1人あたりの残業時間を週○時間に減らす（今年度中） ②日勤シフトに毎日1人の「ノー残業ナース」を設定する（来月から） ③準夜シフトの残業時間を現在の半分にする（○年○月）

　なおこの際，目標は1つに絞り込むこともあれば，複数にすることもあります．たとえばこの事例では，考えられた①〜③の目標のうちいずれか1つのみを選択して，この先の計画を練ることもできますが，①〜③のすべてに取り組んで，最終的に大きな「残業時間を減らす」という目標を達成するということもあります．

また，目標を定める際には，現実性や実行可能性，問題の優先順位も考慮しましょう．現実性や実行可能性のある目標とは，いきなり現状のはるか上を行くような目標ではなく，いまよりも1段か2段くらい高いレベルを目指す，「やれそうだな」「やってみよう」と思えるような目標です．

　もしも最終的に，はるか上のレベルを狙うのであれば，今年は1段目，来年は2段目というように目標を刻むとよいでしょう．限られた期間のなかでできることにも限りがあります．たとえば事例の①〜③のうち，最もすぐに達成できそうな②をするのは今年度中，すこしハードルの高い①を来年度，最も難しい③を次の年度の夏までに，といった感じです．

4. 計画を練る

　目標が定まったら，その目標を達成するための計画を練ります．計画も目標と同様に，具体的に書くことが必要です．何を，いつ，どうするのかを具体的に書いておくと進捗の確認がしやすく，また，ともに計画を実行する部署のメンバーにとっても，いつ，何をしたらよいのかがわかりやすくなります．

　具体的に何をするかを考える材料となるのは，「②原因を分析する（現状を把握する）」(p.50)で整理した【原因】です．実態を把握できていないことについては，それを把握することも計画に含めます．調べる方法や要する時間などを考え，計画のなかに入れていきます．

【目標】1人あたりの残業時間を週◯時間に減らす（今年度中）			
	6月	7月	8月
申し送りに時間がかかる	申し送り時間/内容の調査	調査内容の分析 →計画立案	…… 計画の見直し
引き継ぎ時間近くに医師の回診がある	回診時間について医師と相談	……	……
仕事に慣れていないスタッフが多い			
ナースコールが多い		申し送り時間のナースコールの原因調査	→計画立案
緊急入院が多い			

　もちろん，この段階ですべての計画が確定できるとは限りません．たとえばこの事例では，残業の原因が申し送りの時間にあると考えて，何か工夫をしようとしています．しかし，いまの段階では申し送りにどのくらいの時間がかかり，どんなことが話

し合われているのかが把握されていません．そのため，どのくらい（何分）短縮することができるのかわからないうえ，申し送りの内容によっては，本当に短縮するべきなのかどうかもわかりません．そこで，まずは申し送り時間/内容の調査を行って詳しく実態を把握し，その結果によってその先の計画を立てる予定にしています．

「計画の見直し」も計画のなかに含めておくことが必要です．たとえばこの病棟には経験の少ないスタッフが多いことを考えると，多少時間がかかったとしても，大切なことをていねいに伝えることが必要かもしれません．調査の結果，申し送り時間がほかの病棟に比べて長いということがわかったとしても，ただやみくもに時間短縮だけを目指せば，情報不足によるミスが生じたり，提供するサービスの質が低下したりしてしまう可能性も考えられます．

そこで，「②原因を分析する（現状を把握する）」(p.50) で把握したさまざまな関連することがらを考慮して，不足する情報をさらに収集しながら目標達成のために何がどのくらいできるのかを，適宜計画を見直し，修正しながら計画を進めていきます．計画は，予定どおりに進行すればとてもよいですし，最終的な目標達成のゴールの期日が守られることは大切です．しかし，日々刻々と変わる状況の中で，計画どおりには進まないこともたくさんあります．部署の状況や問題の緊急性を考慮し，見直しにかかる時間も考慮したうえで，実行可能な計画を立てることが必要です．

5．計画を実行する

立案した計画を実行します．適切な計画が立てられていれば，あとは計画に沿って進めていけば問題解決に近づきます．ただし，前項でも述べましたが，実際には計画どおりには過程が進行しないこともあります．そのようなときには，計画を見直したり，修正したりしながら，最終的なゴールに向かっていきます（図4）．

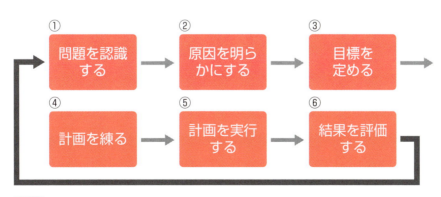

図4　計画の修正/新たな計画の立案

計画は見直したものも含めてきちんと記録に残しておき，進捗状況の確認や，進行中の目標達成度，つまり問題が解決されつつあるのかどうかを評価できるようにしておきます．

【目標】1人あたりの残業時間を週○時間に減らす（今年度中）				
	6月	7月	8月	8月以降
申し送りに時間がかかる	申し送り時間/内容の調査	調査内容の分析 ・どのシフト/どの経験年齢層の申し送りでも，かかる時間に大きな差はなかった（12～15分） ・記録に書いてあることをただ読む申し送りがされていることがあった ・若手スタッフでは，記録の見落としがあり，申し送りで伝えることで大事な情報が伝わっている	・申し送りで確認すべき記録の様式を整え，そこに書いてあることは申し送らないようにする →記録様式を作成し試用開始（8月○日） →試用中の申し送り時間を調査（○月○日まで）	→結果の評価（○月）（中間評価） →計画の見直し（○月）

6. 結果を評価する

　目標で定めた時期が来たら，実施した結果を評価します．結果が不十分であれば，問題をもう一度見直して計画の修正を行うか，新たな計画を練ることを考える必要があります．そして，問題解決のプロセスを繰り返していきます．また，実施した結果，問題が解決していれば，この計画は完成したといえます．

　具体的には，①当初のねらい，計画どおりの成果が実現したか，どこが計画に達し，どこが達成していないか，②予定外の副次効果や他部門への影響はあったか，③問題解決のプロセスは適切であったか，よかった点・悪かった点はどこか，④残された課題，今後引き続き取り組むべきことは何か，という4点を確認します[1]．

結果を評価する際のポイントは4つあります

「看護サービス」のマネジメント：業務改善

実践のPOINT

①チームメンバーとともに取り組む

　職場での問題解決過程を，初めから終わりまで1人で行うことはおそらくほとんどありません．多くは部署や委員会など，関連するメンバーとともに行うはずです．管理者はそのなかで，リーダーとしての役割を期待されることが多いでしょう．

　リーダーは，問題解決を行うことで何が変わるのか，変わるために何をしなければいけないのかといった展望や方向性をグループのメンバーに示します．メンバーが協力して同じ目標に向かえるよう，説明したり，支援したりするのです．

②変化はストレスになる

　問題を解決したその先にどんなによい結果が待っているとしても，多くの人にとって「変わること」はストレスになり得ます．たとえば，残業を削減するために，新たな看護方式を取り入れることになったとします．新たな看護方式は，すでに導入している部署では評判のよい方法であったとします．

　しかし，それがどんなによい方法だとしても，慣れ親しんだ方法が変わることに不安を感じたり，新たな方法を修得する労力を考えるといままでのほうがよいと考えたりして，導入には消極的な人たちが出現することが考えられます．このため，リーダーはメンバーの態度や意識が前向きに変われるようにかかわることが必要です．

　たとえば，変化への不安を軽減するために新たな看護方式を導入している部署の人を招いて説明会をする，変化の大きさを縮めるために，いきなり決定ではなく一度やってみて，それからあらためてどうするか考える「お試し期間」を作るなどという導入前の工夫が考えられます．

　変革のプロセスについて研究したレヴィンは，「現状」はバランスが取れた状態であり，そこからの移行には「解凍」が必要だと述べています[2]．解凍とは，変革に対する抵抗を弱め，変革に対する準備を整えることです．

現状からの移行には「解凍」が必要

③問題を共有する

　そこで，チームでよい問題解決をするために重要なのは，メンバーのなかで問題意識を共有することです．あなたが重要だと思った問題を，メンバー全員が同じように重要だと思うとはかぎりません．そこで，メンバーのさまざまな意見を聞きながら，

または，プロジェクトチームを作り，1人ではなくメンバーとともに問題解決のプロセスを進めていくとよいでしょう．

　メンバーの一体感が構築されるとともに，多様な視点からの意見やアイデアが得られることで，1人では思いつかないような素晴らしい解決につながることがあります．

④多様な意見に耳を傾ける

　ただし，多くのメンバーの意見を聞くと，中には相反する意見やリーダーとしては賛成できない意見が出てくることもあるでしょう．最終的に1つの目標を目指していくためには，メンバー間での意見の合意が必要ですが，常に全員の意見が一致するとはかぎりません．

　予定どおりに計画が進捗することや，望ましい結果を出すことにとらわれて，先を急ぎすぎてはいけません．ときにはじっくり時間をかけ，関係者全員が自分の意見を述べ，議論し，できるだけ多くのメンバーが納得できる共通認識を作り出すことが必要です．そのためには，誰でも遠慮することなく，安心して自分の意見を言えるような場づくりをすることが必要です．

　その反面，結論の出ない議論がいつまでも終わらないのでは，メンバーの負担が増大します．集中力もなくなり，いつの間にか世間話のような話し合いになってしまうこともあります．きちんと時間を区切り，決められた時間内に集中して議論ができるように，時間を管理することも必要です．

（奥　裕美）

引用・参考文献

1) 日沖健：事後評価する．社会人のための問題解決力　自分で考え，行動するということ，p159，産業能率大学出版部，2013
2) スティーブン P. ロビンスほか：変革とイノベーションのマネジメント．マネジメント入門　グローバル経営のための理論と実践（髙木晴夫監訳），p258，ダイヤモンド社，2014

1 「看護サービス」のマネジメント

4 質評価

KEY WORDS
- 品質評価（質評価）
- 質評価の三側面
- 管理プロセス（マネジメント・プロセス）
- 質の可視化
- 病院機能評価

　私たちは「質の高い看護を提供します」「質の高い看護サービスを提供するため教育体制を整えています」など，"看護の質"という言葉を日常的に使用し，目にする機会も多くあります．あまりにも身近にある言葉ですが，改めて考えてみると，「看護の質」とは何でしょうか？　ここでは「看護の質」とその「質評価」について考えます．

看護サービスの品質とは？

　「質」という文字の意味は，「生まれつきその人が備えている能力や性質」「性質，本質」です．また，「品質」は英語では"quality"です．ISO9001[*1]では，"quality"を「要求事項を満たす程度」と定義しています．つまり，「顧客が満足する」「目的に合っている」という意味です．医療の質は，時代とともにその考え方や定義が変わってきました．現代では，医療の質は，患者の立場と病院経営の立場の両面から考えるようになりました．患者の立場から考える質は「専門技術の質」と「患者サービスの質」の2つに分けることができます．

　また，経営の立場からは，「マネジメントの質」が必要になります．つまり，「よい医療（看護）」「質の高い医療（看護）」とは，患者の状態のみならず，安全・効率的・患者中心・適時・効率的・公平であるという社会経済的要請の観点から判断できるものです．したがって，患者の疾病が治癒したり症状が改善すればよい，というだけではなく，患者を取り巻く医療提供体制そのものが「しくみとしてうまくまわって機能

用語解説

[*1] ISO9001：国際標準化機構（International Organization for Standardization）による品質マネジメントシステムに関する規格

表1 看護サービスの特徴

	特徴	具体例
無形性（目に見えない）	品質が事前に確認できない 在庫ができない	注射を2回してどちらがよいか試す
生産と消費の同時性	やり直しがきかない 必要なものは，その場，そのときでなければ提供できない	注射をやり直す 検査後の注射を検査前に打ってもらう
顧客との同時生産	患者の協力が必要	注射のときの注意点を理解して行動してもらう
結果と過程の等価的重要性	結果として有用だっただけではなく，活動の提供過程も問われる	結果として注射は痛みはなく間違いなかったけれど，説明も声かけもなく不安だった

しているかどうか」も，医療（看護）の質を判断するときの大切な要素となるということです．

品質評価（質評価）はなぜ必要か？

　看護サービスは，「無形性」「生産と消費の同時性」「顧客との同時生産」「結果と過程の等価的重要性」という特徴があります（表1）．それとともに看護の対象者は1人ひとり個別性をもった個人であり，個々の状況やニーズに応じて提供する看護サービスは変わります．また，看護を提供する側も多様な知識や技能を持ち，その場に応じてアセスメントし判断し看護実践を行うため，提供している看護サービスの品質保証を事後に判断することは非常に困難です．

　しかし，だからといって品質管理を行わなくてもよいということにはなりません．品質保証を事後に判断できないから質評価は不要だとした場合は，何をもって看護の専門性や看護実践の保証をするのでしょうか．もし看護師が，「自分が看護ケアを行ったことで満足する」だけであるならば，看護の受け手である人々に対して，あまりにも無責任であるといわざるを得ません．

　看護の質評価を行うことは，「看護介入が患者や家族にどのようなアウトカムをもたらすことができたか」という視点から，行った看護サービスを評価し可視化することです．看護の質を可視化することは看護実践の保証であり，医療（看護）の質保証は，自立した看護専門職としての使命です．

質評価で看護の質を「可視化」します

　したがってリーダーは，病院組織の目標達成のために看護の質評価を継続的に行い，質の維持・向上に努めなければならないのです．

表2　質評価の三側面

項目	構造(structure)	過程(process)	結果(outcome)
枠組み	ケアの受け手である患者に実際に医療・看護サービスを提供する前に存在している，医療提供者や療養環境などの条件．モノやシステムや金など，看護管理の対象である有限資源にかかわるものが多い	実際に医療・看護サービスを提供する行為，実働の部分．行為そのものの適切性を評価する部分である	医療・看護の提供の結果，患者にもたらされた成果．すべての構造と過程は，この結果のために行われる
指標の例	患者特性・地域特性・病院構造・医療提供体制・医療機器の有無・職員構成・有資格者数・患者対看護師比率・基準や手順の整備・問題解決のシステムや委員会設置性	クリニカルパスの活用数・手術件数・検査件数・委員会開催記録・基準や手順の順守行動・適切な臨床実践や説明行動	生存率・平均在院日数・感染率・再入院率・術後合併症発生率・事故発生率・患者満足度・職員満足度・QOL尺度・医療費
長所	数値や有無で客観的に把握しやすい	記録などからデータが得やすい．実践部分なので，指標項目を策定しやすい	医療・看護サービスの目的である，患者への成果で測定できる
短所	客観的な条件が整っていても，必ずしも高品質の医療・看護サービスを提供しているとはかぎらない．評価指標としては前提的・間接的といえる	記録やデータが累積されていないと証明できない．実践が結果に直接影響を及ぼしたかどうか客観的でない場合がある	構造と過程以外の要因が結果に影響を及ぼしている場合がある．指標によっては結果が明らかになるまで時間がかかる場合がある

内布敦子：論点4：看護ケアの質を評価する側面と指標項目．看護管理学習テキスト第3巻「看護マネジメント論」2015年刷，第2版（井部俊子ほか監，木村チヅ子ほか編），p104，日本看護協会出版会，2015を参考に筆者作成

看護サービスの質評価の枠組み（項目）=質評価の三側面

　医療の質を数値化しよう，可視化しようという試みは，1850年代のフローレンス・ナイチンゲールが病棟ごとの感染症率と死亡率を評価するために，「病院医療に関する標準統計」を策定したことに始まるといわれています．その後，医療の質評価が本格的に体系立ったのは，1980年に，アメリカのアベティス・ドナベディアンによって提唱され整理された「質評価の三側面」が有名です．ドナベディアンは，医療の質は「構造（structure）」「過程（process）」「結果（outcome）」という3つの側面から評価できるとしました（表2）．構造的側面とはモノや人の配置などの物的あるいは人的資源の側面，過程的側面とは医療従事者の態度や行動の側面，結果的側面とは治療や看護の結果としての患者にもたらされた成果の側面をさします．

　この三側面は，それぞれ長所や短所などの特徴があります．質評価を行う際には，評価指標が三側面のどの項目にあたるのか確認し，特徴をよく理解して，指標が表す数値

> 看護の質は，「構造」「過程」「結果」で評価します

表3 病院機能評価　機能種別版評価項目の例

2.1.11	患者・家族の倫理的課題等を把握し，誠実に対応している		評価の側面
評価の視点	臨床のさまざまな場面で生じる個別具体的な倫理的課題について，実際の対応状況を評価する		
評価の要素	患者・家族の抱えている倫理的な課題の把握		過程
	診療・ケアにおける倫理的課題を検討する仕組み		構造
	解決困難な倫理的な問題の対応		過程と結果

公益財団法人日本医療機能評価機構：病院機能評価　機能種別版評価項目　一般病院2〈3rdG：Ver.2.0〉評価の視点/評価の要素，2017を参考に筆者作成

に惑わされずに使用することが必要です．

その例には，実際にさまざまな病院で用いられている指標も入っています．エビデンスが確立している項目もありますが，質評価の尺度としては妥当性の検証が必要なものも多くあるため，看護界全体で議論していかなければならない課題でしょう．

看護サービスの質測定（質評価）方法

代表的な質評価の考え方として，アベディス・ドナベディアンの三側面を前述しましたが，ほかにも日本品質保証機構（JQA：Japan Quality Assurance Organization）のISO9001審査や病院機能評価機構といった，第3者が行う質評価のしくみがあります（表3）．

「指標」とは，医療・看護の質評価をするときに測るための"ものさし"で，質を定量的に評価するために用いるものです．どの指標であっても，各項目に沿って現状の洗い出しをして質の可視化をすることで，病院組織の質改善に役立てようというものです．つまり，質測定（評価）をして終わりではなく，さらにこの結果を活用して病院の質改善に役立てることが本来の使用目的であるといえます．

2008（平成20）年度から入院基本料7対1の算定要件になり，2014（平成26）年度の診療報酬改定で名称を変えた「重症度，医療・看護必要度」も，本来の成り立ちは「患者が必要としている看護の内容と量を推計したもの」を可視化するために策定されたものです．

重症度，医療・看護必要度は，2004（平成16）年から調査研究が行われ，「患者が必要としている看護の内容と量」を測るためのスケールとして，信頼性の高い（揺らぎの少ない）データのみから，数学的に重症度を予測するモデルとして抽出されまし

た．重症度，医療・看護必要度の結果は，「患者が必要としている看護の内容と量」と判断でき，看護師の適正配置をするための指標の1つになります．このように，評価結果を活用し看護師を適正に配置することができれば，患者にとって必要な看護ケアを適切に提供できる体制整備が行えたことになり，まさに質改善に役立たせることができたといえます．

　さらに，近年では，診断群分類包括評価（DPC：diagnosis procedure combination）のデータを施設間で比較して施設間ベンチマーキングをすることが可能になりました．病院のホームページでも，さまざまな臨床指標を掲載し，病院の医療機能の宣伝としても使われています．病院内だけでなく，地域や競合する病院組織と比較をして，自院の医療・看護の質向上を目指すことは，いまや，リーダーにとって必須であるといっても過言ではありません．

管理プロセス（マネジメント・プロセス）とは？

　看護サービスの品質保証は，偶発的なものではなく目的的・計画的に行われることから，品質評価は管理されるものといえます．したがって，看護の質評価は，一般的

---

column　DPC制度（DPC/PDPS）とは？

　DPC制度は，急性期入院医療を対象とした診療報酬の包括評価制度として2003（平成15）年から導入された日本独自の入院医療費支払い制度で，診断群分類に基づき1日あたり包括払いになっています．

　DPCの対象病院は段階的に拡大され，2019（平成31）年4月1日見込みで1,727病院・約48万床となり，日本全体の一般病床の約54％を占める割合になっています．日本の将来を見据えて，医療行政改革の1つとして位置づけられています．そのため，膨らみ続ける医療費削減のために導入されたという印象が強いのですが，本来の目的は「医療資源が過不足なく適切に投入されるために，医療行為の標準化と結果の可視化を可能にした」ツールとしての活用です．

　診療科区分ではなく，あくまでも診断群分類コードで分類されますので，他病院との比較も容易にでき，自病院の医療の質をベンチマークすることも可能です．

表4 管理プロセス

1	計画（planning）	目標設定し達成するための段取りをつける
2	組織化（organizing）	人・もの・金・情報など資源を調達し割り当て組織を編成する
3	指揮（directing）	計画の達成に向け誘導し，行動を起こさせる
4	統制（controlling）	活動が計画どおり進行しているか評価し修正する

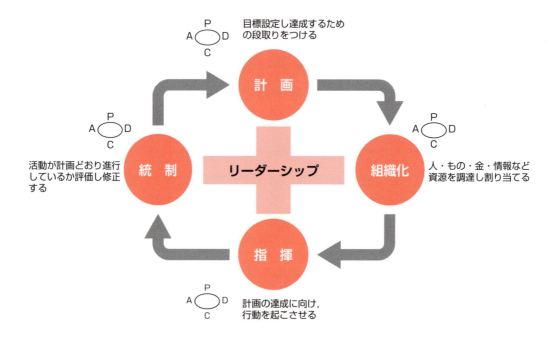

図1 管理プロセス（マネジメント・プロセス）

木村チヅ子：論点1 管理／マネジメントとは．看護管理学習テキスト第2巻「看護サービスの質管理」，第3版（井部俊子監，秋山智弥編），p5，日本看護協会出版会，2019を参考に筆者作成

に問題解決で使われる，PDCA（Plan-Do-Check-Action）サイクルと，管理プロセス（マネジメント・プロセス）のなかで評価・改善をしていくことが必要です．

管理のプロセスは「計画」「組織化」「指揮」「統制」という4つの構成要素があり（表4），管理プロセス（マネジメント・プロセス）は，この4つのプロセスそれぞれの段階でPDCAサイクルを展開させ，「常によい状態にしておく」ことであるといえます（図1）．

「看護サービス」のマネジメント：質評価

実践のPOINT

①現状を把握し分析する

　病院組織のなかで，看護サービスのみを切り出して質評価を行うことは非常に難しいことであり，まだまだ看護界全体での議論や定義が必要です．しかし，前述のように，重症度，医療・看護必要度，ISO9001審査，病院機能評価機構やDPCなど，指標とできるツールがたくさんあります．

　手探りで「私の職場の看護サービスはどうなのか」と，一から考えるのではなく，これらの評価項目に照らし合わせて自部署の組織診断を行ってみましょう．これらの指標は，病院組織の「あるべき姿」です．現状とあるべき姿のギャップが問題や課題となりますので，問題探しのために現状を洗い出してみましょう．リーダーが最初に行うことは，自部署の現状把握です．

　例として，病院機能評価の機能種別版評価項目に沿って，現状を把握し分析すると表5のようになります．

　このようにして，1つの切り口から自部署の現状分析を行います．この際，リーダーが1人で行うのではなく，スタッフとともに行いましょう．リーダーが認識している姿と臨床の実態が乖離している場合も多々あります．また，リーダーとスタッフの意識・認識の乖離が大きく多数ある場合は，1つひとつの項目の評価以前に，部署管理そのものを見直す必要があります．

②質評価は目的ではない

　次に，あるべき姿に近づくためにどのようなアクションを起こすか，目標を設定して計画を立てましょう．その目標に，評価指標を盛り込んで進行管理をしていくことが，看護サービスにおける質改善行動となります．たとえば「過程」の側面で「多職種による倫理カンファレンスを月に1回以上開催」として管理プロセス（マネジメント・プロセス）を展開してみるなど，各部署の現状に即した質改善の目標管理ができると思います．

　目標値を掲げて目標管理をしていると，目標値を達成することが目的のように錯覚してしまいがちです．しかし，質評価は目的ではありませんから，評価結果を真摯に受け止めて質改善行動につなげていき，本当の目的である病院組織の「あるべき姿」に近づけるように管理しましょう．

表5 病院機能評価の機能種別版評価項目に沿った現状分析例

2.1.11 患者・家族の倫理的課題等を把握し，誠実に対応している		評価の側面	現状	分析
評価の視点	臨床のさまざまな場面で生じる個別具体的な倫理的課題について，実際の対応状況を評価する			
評価の要素	患者・家族の抱えている倫理的な課題の把握	過程	・できているときとできていないときがある ・スタッフの力量により把握状況に差がある	・その差は，患者要因ではなくスタッフ要因
	診療・ケアにおける倫理的課題を検討する仕組み	構造と過程	・ケースカンファレンスは毎日時間を設定しているが，実際はスタッフが揃わずに開催頻度は週に1回程度 ・倫理的課題を記載する標準化された記録用紙はあるが，倫理的課題は検討していない ・多職種と検討する仕組みはない	・実現可能な仕組みになっていない
	解決困難な倫理的な問題の対応	過程と結果	・そもそも解決困難な倫理的問題が発生しているのかどうか判断できない ・スタッフの看護倫理に関する認識が低く知識もない	・スタッフの認識の低さや知識量の少なさが，問題発見できていない原因

③本当の質改善にはスタッフの行動変容が伴う

　質評価と改善活動も，リーダーはリーダーシップを発揮して管理プロセス（マネジメント・プロセス）の展開を行いますが，臨床の第一線にいるスタッフの行動変容が伴わなければ本当の質改善にはなりません．したがって，担当の係やプロジェクトという質改善のための小組織を作り（既存のものがあれば活用し），権限を委譲して，スタッフが「自分のこと」と認識できるように「組織化」や「指揮」を実践しましょう．スタッフのフォロワーシップを存分に発揮させ，結果を出しフォロワーを承認することで，スタッフのやりがい感が増し，次の質改善への行動につながります．

　臨床にいるスタッフ1人ひとりが看護サービスの質改善に主体的に取り組むことは，それだけで質向上の組織基盤ができているともいえます．

（三浦 紀子）

引用・参考文献

1) 井部俊子ほか監：看護管理学習テキスト第3巻「看護マネジメント論」2015年刷，第2版（木村チヅ子ほか編），日本看護協会出版会，2015
2) 三浦紀子ほか：やさしくわかる重症度，医療・看護必要度のキホン．月刊ナーシング，34(7)：66-78，2014
3) 公益財団法人日本医療機能評価機構：病院機能評価　機能種別版評価項目　一般病院2〈3rdG：Ver.1.0〉評価の視点/評価の要素，2012年6月1日版，2012
4) アメリカ看護協会編：病院看護の通信簿（菅田勝也ほか訳），日本看護協会出版会，2001
5) 日本品質保証機構(JQA)ホームページ：ISO9001（品質）
https://www.jqa.jp/service_list/management/service/iso9001/　より2019年10月検索

2 「看護チーム」のマネジメント

1 グループダイナミクス

KEY WORDS
- ●グループダイナミクス　●集団の意思　●社会的手抜き
- ●集団的浅慮　●組織文化

　4つのマネジメントの2つ目は,「看護チーム」のマネジメントです.

　人間の最小単位は個人です.しかし,人間は1人だけでは生きていけません.人は社会や集団のなかで生まれ,育てられ生きていきます.人は,人々や集団と望ましい関係を作りあげることによってその生活を充実させることができるのです.そして,望ましい関係を作りあげるためには,人間や集団を客観的で冷静な立場から理解することが必要です.「看護チーム」のマネジメントを考えるうえで,まずはその基本となる「集団力学(グループダイナミクス)」について考えます.

グループダイナミクスとは?

　「集団における人間の行動」を科学的に分析することを「集団力学(グループダイナミクス)」といいます.

　集団力学とは,集団とのかかわりを通して人間を科学的に理解するものです.

　たとえば,長く存続することができる集団には次のような傾向があります.

①相互作用
　メンバーが互いに日常的に交流があり,コミュニケーションをとっている.
②重要性
　メンバーがその集団に所属することを重要であると考える.
③類似性
　各メンバーの行動様式,外見,人口統計学的要因などに類似性がある.
④持続性
　集団として存続している時期が長い.
⑤共通目標
　メンバーが共通の目標を共有している.

長く存続する集団の特徴は8つあります

⑥**共通結果**

　個々のメンバーに与えられる結果や報酬が，集団全体の業績に影響する．

⑦**浸透性**

　参加しやすく，また離脱しやすい性質の集団は，存続しにくい．

⑧**サイズ**

　集団を構成している人数が多いほど，存続しにくい．

　なお，⑦⑧の2項目は，集団の存続にとって負の要因となるものです．

　これらの特性から，集団は共通の目標に向かい，適切な規模であること，メンバーには類似性があって，コミュニケーションがよくとれており，各人がその集団に属していることを大切に感じているほど，存続するということがわかります．また，共通の目標達成がメンバーに還元されることで，結果をポジティブに共有でき，長く存続し続けていること自体に意義が生まれると，より長く集団が存続することができます．

集団の意思とその特徴

1. 集団の意思とは

　集団は個人が集まって成立しますが，個人の意思がそのまま集団の意思となるわけではありません．グループダイナミクスによって成果が上がれば，集団を繁栄させます．しかし，グループダイナミクスがマイナスに働き，集団にとってマイナスになる意思決定がなされることは，どのような集団にも起こる可能性があります．

2.「社会的手抜き」の特徴

❶**社会的手抜きとは**

　集団にとってマイナスとなる意思決定として代表的なものが，「社会的手抜き」です．社会的手抜きとは，個人が単独で作業を行った場合よりも，集団で作業を行う場合のほうが1人あたりの努力の量（動機づけ）が低下する現象をいいます．

　運動会の種目の1つである綱引きにたとえると，たくさんの人が一斉に綱を引いているので，自分1人が手を抜いても影響ないだろうと考え，力を抜いて綱を引くような場合です．このような現象は，集団の意思として常に起こる可能性をはらんでいます．社会的手抜きが起こることで，集団としての力は，集団を構成する各個人の力の総和よりも小さくなってしまいます．集団のリーダーは，このような現象がいつでも

起こりうると考え，予防する手だてを考えておく必要があります．

3.「集団的浅慮」の特徴
❶集団的浅慮とは

　社会的手抜きのほかに，集団にとってマイナスとなる意思決定は「集団的浅慮」です．これは，集団の意思決定として愚かな結論を導き出すことです．たとえば，集団の問題解決場面で，メンバーが集団の一体感や心地よい雰囲気の維持（集団維持）にエネルギーを注ぎすぎるあまり，成果を出すことに十分な注意が向かなくなり，解決の質が低下するような場合です．

　具体的には，集団維持のためにメンバー相互が，その集団の多数が支持する意見や行動に対し，明らかな同調を迫ったり，それとなく圧力を感じさせる（同調圧力），同調圧力によって意義を唱えることが封じられる前に自分からそのような意見を発言することを差し控える（自己検閲）ような現象です．

　また，集団の意見とは異なる意見から集団を防衛する人物が出てくることもあります．具体的には，集団の安寧を保つために，「そのようなことを言うと，結局，君の将来のためにならない」などと脅しをかけて，異議を唱えるような人物に対して，圧力をかける人が出現することです．

　また，協議しているときは，全員が1つの意見に表面上同意しているようにみえますが，内心ではその意見に反対しているといった表面上の意見の一致が行われたり，理論や判断などに誤りがないと思い込んでしまう現象が起こったり，自分たちは究極的な理想を実現するために行動するのであり，そのためには多少の犠牲や非倫理的行為も許されると思い込んだりします．細部にばかり目が向き，全体像がみえなくなり，決定の質が低下することもあります．

　自分が属する集団以外の集団に対しては，自分たちの目標達成の妨げになるというような意識を持ち，敵意や嫌悪感情が起こることもあります．

組織文化とその効果

1．組織文化とは

　社会にはそれぞれ独自のルールがあります．ルールは社会を構成するメンバーの行動を制限します．独自のルールをメンバーに強制することによって，社会が成立しているともいえます．このような独自のルールは，社会だけではなく職場にもありま

す．これを組織文化といいます．病院も例外ではありません．病院が変われば組織文化も変わります．同じ病院内でも，部署によって組織文化が異なることもあります．病院で働く，部署で働くとは，暗黙のうちに，その病院や部署独自の組織文化に従うことに同意することを意味します．

2．組織文化の効果

堅固な組織文化を維持することができれば，組織は長く存続することができます．なぜならば，組織文化には次のような効果があるためです．

❶意思決定や行動の迅速化

組織文化は，組織内で起こるさまざまな事柄に対する解釈の基準を与えてくれます．個人が判断に迷ったときには，組織文化が教える基準に従うことによって解決することができます．組織文化によって価値判断の基準が合意されており，意味解釈のしかたが決まっていれば，ある程度の手順を踏むだけで意思決定でき，さまざまな案件を効率よく処理できるので，不測の事態にも対処できる適応力の高い組織となります．

❷組織の集団凝集性が向上する

集団凝集性とは，メンバーを集団に引きつけてとどまらせるように働く力のことです．凝集性が高いと，メンバーたちは目標に向かって互いに協力しあい，リーダーの指示が通りやすく，メンバー相互の影響関係も強くなります．また，これらが強く働く集団ほど，結果として凝集性が高くなります．

組織文化はメンバーの価値解釈や価値創造に影響を与えます．組織文化が共有されることで，組織内部での行動に統一性をもたらします．組織が組織文化に基づくことで，メンバーが一丸となって意思決定し行動することができます．これが，結果として組織の凝集性を高めます．

❸メンバーが弾力的に行動できる

組織文化が共有されていれば，メンバーは細かい規則で縛られることはなく，組織文化に示される価値に従っている限り，自由に行動できます．その分，裁量の幅が広がり，弾力的に行動することができます．また，メンバーが弾力的に行動できると，環境変化への対応がすばやくできるので，組織の外部環境への適応力も高められます．

❹組織への愛着

組織文化は心理的な機能も持っています．たとえば好業績を生み出したり，人に尊敬されるような組織文化を持つ組織のメンバーは，自分の組織を誇りに思います．優れた組織のメンバーであることに誇りを感じるとともに，そのような組織で働く自分

に対して自信を持てるようになります．このような感情が，仕事に積極的に行動するモチベーションになります．

❺マイナスの効果

　プラスの効果だけではなく，マイナスの効果もあります．いわゆる「悪しき文化」とよばれるものです．悪しき文化がいったん根づいてしまうと，組織の存在が危うくなります．内部が乱れて，誰もが勝手に行動し，それを止める人もいなくなります．顧客に目が向かなくなり，内部の政治情勢にばかり目が向くようになってしまいます．やがてその組織の商品やサービスは，顧客からの支持を得ることができなくなってしまいます．組織文化には，ときに組織の存亡を左右するほどの大きな力があります．

3. 組織に繁栄をもたらす組織文化の特徴

　組織に繁栄をもたらす組織文化には次の特徴があります．

　1つめは「多様性を受け入れ歓迎していること」です．組織における多様性は，さまざまな軋轢や対立を生み出します．しかし，特定の問題を解決する際には，多様な視点から問題を検討することが必要であり，それが結果として解決を早めることになります．多様性があるからこそ新しいアイディアが生まれます．

　2つめは「自ら変化させていること」です．環境が変化してから対応を変えていくのでは，後手後手になってしまいます．進んで変化を生み出すことが，組織の活性化につながります．

　3つめは「メンバーを大切にしていること」です．多様性や変化を起こすのは人間です．組織はその人材を大切にすることによって，生き残ることができるのです．メンバーがいきいきと働くことができるからこそ，多様性が発揮され変化が生まれます．

繁栄する組織文化には3つの特徴がある

「看護チーム」のマネジメント：グループダイナミクス

実践のPOINT

①社会的手抜きの防止策

社会的手抜きの防止策として，リーダーが行うべきことには以下があげられます．

①集団における個人の貢献を可視化する

②メンバーが集団の中に埋没して責任が分散することを防ぎ，責任の所在を明らかにする

③課題を自分のこととして積極的に参加するようメンバーの意識を高める

④メンバーにとって興味がある，挑戦的な課題を設定する

⑤メンバー間の信頼感を高める

⑥メンバー間の競争や比較によって，対抗心をかきたてるような工夫をする

⑦危機感を意識させる

⑧集団全体のパフォーマンスの変動についての情報を，メンバー各個人に与える

「社会的手抜き」を予防する手だてを考えておくことが大切です

②集団的浅慮の防止策

集団的浅慮の防止策として，リーダーが気をつけたいことには以下があげられます．

①特定の個人にすべての重要決定をさせない

②最も重要な意思決定には，ある程度の分業を必ず行う

③誰もが反対意見を躊躇せず述べることができるような雰囲気を，リーダーが作りあげる

④異議をとなえたり批判する人の地位を格下げすることなどによって，多数派の意見の正当化に利用しない

⑤リーダーは中立的な役割をとり，自分の選好をはっきり押し出さないようにする

集団的浅慮によって，問題解決の質や決定の質が低下してしまいます

⑥なるべく多くの選択肢を考え，それぞれの選択肢のよい面や悪い面を徹底的に比較し，批判的意見を歓迎するなど，意思決定の際の討論における意見の偏りをできるだけ少なくする

⑦リーダーなしの会合開催を促したり，あえて反対意見ばかりをいう役割を誰かにさせることで，メンバーが自由に意見が言えたり，多面的な検討が行えるよう工夫する

（太田 加世）

2 「看護チーム」のマネジメント

2 リーダーシップ

KEY WORDS
- リーダーシップ
- リーダーシップ理論
- メンバーシップ
- フォロワーシップ
- 権限委譲
- リーダー自身の成長

看護管理者には，チームを率いるリーダーシップが必要となります．

リーダーシップは組織の円滑なマネジメントのために重要な概念です．組織の目標達成に向けてメンバーを導き，影響を与えます．リーダーシップに関する研究は数多くあり，定義もその数ほどあるといわれています．ここではリーダーシップとフォロワーシップ，それらを包括するメンバーシップについて考えます．

リーダーシップの定義

広辞苑によると，リーダーシップとは「指導者たる地位または任務．指導権．指導者としての資質・能力・力量・統率力」と記載されています．ピーター・ドラッカーは「リーダーシップとは，組織の使命を考え抜き，それを目に見える形で明確に確立することである．リーダーとは目標を定め，優先順位を決め，基準を定め，それを維持する者である」[1]と説明しています．また「自己の理念や価値観に基づいて（価値創造型）魅力ある目標を設定し，またその実現体制を構築し（目標達成型），人々の意欲を高め成長させながら（人材育成型），課題や障害を解決する（戦略実行型）」[2]という定義もあります．

リーダーシップ理論の変遷 (表1)

1. 1940年代以降

リーダーシップに関する研究は，偉大なリーダーに共通する特性があるという仮説に基づいて，そのリーダーに共通する特性を明らかにすることを目的として始まりました．

これらの研究を「リーダー特性論」といいます．しかし，1940年代後半以降，リー

表1 リーダーシップ理論の変遷

理論	年代	特徴
特性アプローチ	～1940年代	優れたリーダーに備わった能力や資質，パーソナリティに着目している
行動アプローチ	1950～1960年代	リーダーの行動を目標達成のための行動と人間関係維持のための行動の2つの次元に大別している
コンティンジェンシー（状況即応）・アプローチ	1970年代	組織の置かれた状況に応じて効果的なリーダーシップは異なることを示している
サーバントリーダーシップ	1970年代	部下を支えるためにリーダーは存在する 奉仕こそがリーダーシップの本質とする
変革型リーダーシップ	1980年代～	不確実で激しく変化する組織の経営環境に対して，組織を成功へと導くためのリーダー行動に焦点をあてている
フォロワーシップ	1990年代～	リーダーだけに依存するのではなく，貢献と批判でリーダーを支えるフォロワーが必要である

ダーシップは人間の先天的な特性ではなく後天的に育成できる，という仮説に基づいた研究が行われるようになりました．これらの研究を「リーダーシップ行動論」といいます．

2. 1960年代以降

　1960年代には，リーダーシップ行動論を発展させ，置かれている状況によってリーダーシップ行動は変わるという，「リーダーシップ条件適応理論」が登場しました．この理論は，すべての状況に適応しうる唯一絶対のリーダーシップは存在しないことを前提としており，どんな人でも，適切な状況に置かれればリーダーシップを発揮するという考え方です．

　代表的な理論として，「SL（Situational Leadership）理論」(図1) があげられます．

　SL理論では，リーダーシップ行動を，「課題行動（指示的行動）」と「関係行動（共労的行動）」の2次元に分類し，それぞれの組み合わせによって4つの行動を説明しています．それらは，「具体的に指示し事細やかに監督する」スタイル（S1），「こちらの考えを説明し疑問に応える」スタイル（S2），「考えを合わせて決められるように仕向ける」スタイル（S3），「行動遂行の責任を委ねる」スタイル（S4）です．最適なリーダーシップ行動は4つのスタイルのなかから，部下の成熟度に応じて，選択されることを示した理論です．1960年代以降のリーダーシップ理論のほとんどは，「リーダーシップ条件適応理論」を基本としています．

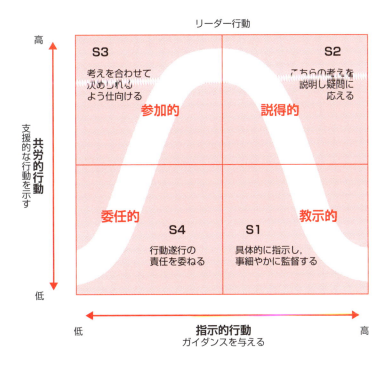

図1 SL理論

3. 1980年代以降

「変革的リーダーシップ理論」は，1980年代に大きく広まったリーダーシップ理論の潮流の1つです．変革を実現するためには，どのようなリーダーシップのあり方や特性が必要なのかを追求しており，多くの学者はリーダーの掲げるビジョンが最も重要であるとする立場をとっています．

世界経済が低迷し，厳しい国際競争にさらされ，市場の環境変化が著しく複雑性を増してくるなかで，組織がさらに発展するために必要とされるのは「変革」です．組織を永続的に存続させるためには，組織の存在意義であるミッションや経営理念を基軸にしながら，それを実現するためのビジョンや戦略を共有して，メンバーの能力を引き出し，組織学習を促進することによって，組織構造などを環境の変化に適応させるための変革を実現する，という考え方が基本になっています．

代表的な理論に，コッター[*1]のリーダーシップ論，ティシー[*2]の現状変革型リー

用語解説

[*1] **コッター**：John P. Kotter. 1988年にリーダーシップ論を発表．ハーバード・ビジネス・スクールの教授．多くの企業や公的機関でコンサルタントとして活躍している．

[*2] **ティシー**：Noel M. Tichy. 変革的リーダーシップ理論の代表的な学者．GE，シェル，コカ・コーラなどのコンサルティングをしている．

表2 リーダーシップのタイプ

類型	長所	短所
委任型	メンバーが自分で考えることにより，メンバーの自主性や創造性が育つ	・自分勝手になる ・リーダーの無責任体制となる
温情型	集団に協調性が生まれる	・集団に妥協や甘えが生じる ・リーダーとしての使命感が消える
専制型	リーダーの経験・知識・スキルが活用できる	・指示待ち集団となる ・メンバーの自主性が育たない
統合型	質の高い結果が期待できる	・レベルの低いメンバーは脱落 ・結果が出るまで時間がかかる

ダー論，ビジョナリー・リーダーシップ論などがあります．

　現在では，リーダーシップとは「特定の個人の資質や能力などではなく，集団などの対人的な関係性や集団の置かれている状況に合わせて発揮されるものであり，学習によって習得できる行動である」とされています．

　また，SL理論を含むリーダーの行動に着目した研究では，その行動を「目標達成のための行動」と「人間関係維持のための行動」という2つの機能に分類し，望ましいリーダー行動とは，これらの2つの機能に基づいて行われるものであるという理論が多くあります．

リーダーの特性と役割

1．リーダーの特性

　リーダーシップの研究の変遷をたどると，リーダーシップを発揮しているリーダーのタイプや特性は多様であることがわかります．カリスマ性の高い力強いリーダーもいれば，部下の気持ちを掌握し部下の支援をしながら職場をまとめていくリーダーもいます．国のリーダーがいるかと思えば，町内のリーダーもいます．

　リーダーの様態，存在，タイプは多様ですが，表2のようなリーダーシップのタイプに分類することができます．

2．リーダーの役割

　「目標達成のための行動」と「人間関係維持のための行動」というリーダーシップの2つの機能から，リーダーの役割は，「業務目標の達成」「グループ力の強化」「スタッ

フの育成」「上司の補佐」の4つに大別することができます.

　グループとは目標を持って人々が集まった集団です.たとえば，病院における看護部や看護部における病棟などもグループです.その場合のリーダーの基本的な役割は，看護部と他部門の集合体である病院の理念や経営目標を受けて，グループの集合体である看護部の目標，グループの目標を部下と一緒に達成していくことです.また，グループの目標を達成するためには，リーダーとメンバーが力を合わせる必要があり，メンバーの1人ひとりが貢献できる状態をいかに作るかが大切です.リーダーは現在だけでなく未来に向かって継続的に目標を達成し，まとまりのあるチーム作りを目指して活動しなければなりません.

リーダーには，4つの役割があります

　また，目標の達成と同じくらい大切なことがメンバーの育成です.メンバーを育て成長させることは，グループ全体の人材を育成することでもあり，グループを永続させていくために不可欠です.また，仕事を通じてメンバーを鍛えることは，メンバーをプロとして一人前にする将来のキャリアの基盤をつくることであるため，メンバー個々にとっても重要です.

　さらに，メンバーは組織の一員として，リーダーの上司にあたる師長や看護部長等との関係構築も欠かせません.リーダーの仕事は，その上司の目標達成や課題解決の一部でもあるため，上司と十分なコミュニケーションをとり，上司の意向に沿った行動をしていくことが大切です.

3. リーダーのパワー

　目標を達成できなければリーダーは責任を果たしたとはいえません.責任を果たすために，リーダーには多くの権限が与えられます.それらをパワー（影響力）といいます.フレンチとレイブンはパワーを生み出す5つの要因として以下を提唱しました.

①強制によるパワー

　リーダーは，相手に対し罰等を与える権限を持っているため，言うことを聞かない場合には，メンバーに不利益を与えることができます.アメとムチの，ムチで影響力を行使しようとするパワーです.

②報酬によるパワー

　相手に対し，報酬を与える権限を持っているため，言うことを聞けば，メンバーになんらかの益を与えることができます.アメとムチの，アメで影響力を行使しようとするパワーです.

③正当性によるパワー

　立場上，この人の言うことを聞いたほうがよい，聞くべきである，とメンバーに思われるパワーです．たとえば，直属の上司と他部署の上司の場合，直属の上司は自分の部下に対して正当性によるパワーを持っているといえます．

④専門性によるパワー

　専門性と高い問題解決能力から生じるパワーです．メンバーは，リーダーがその立場にふさわしい専門的な知識・技術があると思うと，そのパワーを受け入れます．

⑤準拠によるパワー

　メンバーがリーダーに魅力を感じて尊敬し，あの人のようになりたい，と思わせるパワーです．あこがれの人についていきたいと思われることで生まれるパワーです．

リーダーには「多くの権限＝パワー」が与えられる

4．リーダーとしての看護管理者に必要な能力

　専門性によるパワーは，リーダーの影響力としてとても重要です．リーダーにとっての専門性は表3のように分類され，なかでも大切なのは，部下を動かすために必要な能力です．

　リーダーとして部下を動かすために必要な能力として，ロバート・カッツは，**業務遂行能力，対人関係能力，概念化能力**の3つをあげています[3]．この3つの能力は，リーダーの階層（職位）によって，求められる割合が異なります．

　業務遂行能力は専門分野に関する能力で，目的達成のために必要な実践上の知識と技術です．たとえば，看護技術の実践能力や看護計画の立案，人工呼吸器の操作技術，心電図等のデータを読み取る能力などが該当します．この能力は師長よりも，主任や係長に最も必要な能力です．

　対人関係能力は「他者や集団との関係を豊かにすること」に関する能力で，目的の達成のために他職種や他部門と協働していく能力です．具体的には，コミュニケーション能力や接客能力で，リーダーシップもこの対人関係能力に含まれています．職位によって達成する目的は異なりますが，対人関係能力はマネジメントの階層に関係なく同じ割合で必要な能力です．

　概念化能力はマネジメントに関する能力で，物事の関係性を幅広く考えたり，将来を見通した計画を立てることができる能力です．具体的には，問題解決能力，判断能力，応用能力，企画提案力などです．普遍性の高い能力であるため，あらゆる分野や職種において共通した必要性を持っている能力です．マネジメントの階層が上になる

表3　リーダーに求められる専門性

知識	そのときどきの状況やメンバーが期待する知識を身につけていること
技術	技能・技術力が高いこと
問題発見能力	仕事をスムーズに進めていくためにいま何が問題なのかを発見する問題発見能力
意欲	専門性を高めようとする意欲
問題発見能力の育成	メンバーの問題発見能力を育て，解決のためのノウハウやコツを伝えること
専門性の育成	メンバーに専門性を身につける方法を伝えること

ほど求められます．

5. 優れたリーダーの特徴

優れたリーダーの特徴として以下があげられます．

①自分の利益のためだけでなく，ほかの人々の利益のためにも働いていること

　もしチームをとりまとめる役割をもつリーダーが自分の利益のためにだけ働いていれば，そのチームがまとまるはずがありません．

②メンバーを巻き込み，メンバーとともに働くチーム・プレーヤーであること

　リーダー自身もチームの一員であり，自らチーム力をあげることが求められます．

③メンバーに情報を与え，自分の判断を説明し，問題点について率直であること

　リーダーがメンバーにチームの現状や成果についてきちんと説明することで，チームの課題を他人事にせず，自分の課題として取り組むことができるため課題を達成できます．

④公正であること

　公正であることがスタッフの信頼を生み，メンバーはリーダーからの評価や叱責を受け入れることができます．

⑤意思決定の指針となる基本的価値観において一貫性を示すこと

　基本的な価値観が一貫していないとチーム全体がゆらぎ，メンバーに不安を与えてしまいます．

⑥秘密を守ること

　秘密を守ることでメンバーに安心感と信頼感を与えます．

⑦能力を示すこと

　あたりまえのことですが，リーダーとしての能力を示すことができなければリーダーに適しているとはいえません．

メンバーシップ

1. フォロワー

　リーダーという言葉に対して，メンバーのことをフォロワーといいます．最近のリーダーシップ理論では，リーダーシップの影響力を受け入れる人（フォロワー）からのアプローチ（フォロワーシップ）がリーダーシップに重要な影響を与えるとしています．リーダーがよいリーダーシップを行うには，メンバーがリーダーのことを，看護管理者という地位や職位によりリーダーと認識するだけではなく，リーダーとして信頼し，この看護管理者だからついていこうと思うことが重要です．よいリーダーシップにはよいフォロワーシップが欠かせません．ロバート・ケリー[4]はフォロワーのタイプを図2のように分類しています．

2. リーダーシップとフォロワーシップを包括するメンバーシップ

　私たちがイメージしやすいグループの姿は，リーダーがリーダーシップを発揮し，メンバーがフォロワーシップを発揮してリーダーを支えるという姿かもしれません．しかし，1つのグループとしてその集合体に貢献するような場合には，メンバーがリーダーとして行動することも必要になります．このとき本来のリーダーは，リーダーとして行動したメンバーを支えるために，フォロワーシップを発揮することが求められます．リーダーだけがリーダーシップを行うのではなく，メンバーだけがフォロワーシップを発揮するものでもありません．リーダーとメンバーが状況に応じて柔軟に，それぞれの役割を担うことで，高い成果を出すことができます．

　メンバーシップとは，グループに所属するメンバーが自分の仕事を確実に遂行し，ほかのメンバーに協力し，自発的にそのときどきに必要な役割を担うことで各人の役割を果たすことです．つまり，メンバーシップとは，リーダーシップとフォロワーシップを包括するものであり，状況に応じたメンバーシップがグループを目標の達成へと導いていくのです．

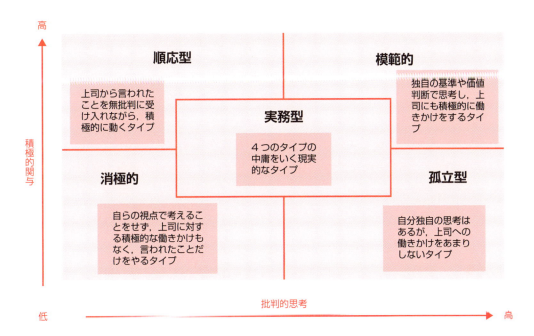

図2 フォロワーの5タイプ

「看護チーム」のマネジメント：リーダーシップ
実践のPOINT

①看護業務の割り当て

　チームの目標達成のためにリーダーシップを発揮して，メンバーのやる気を引き出すことは重要ですが，メンバーが業務を遂行するためには，メンバーのやる気や力量に頼るだけでなく，仕事と人を適合させることが必要です．リーダーは「どの仕事は，誰が，いつやるのか」という計画を立て，職場の業務を分割して，メンバーの1人ひとりに割り当てていきます．グループの組織化はチームケアを行うために必須です．組織化とは，個人が責任を持って遂行すべき業務を明確にして，それに伴う人員の配置，業務分担を行うことです．

業務遂行には仕事と人の適合が必要です

　効果的な業務分担を行うためには，メンバーの1人ひとりの条件と仕事の条件を明らかにする必要があります（表4）．各メンバーの能力と任せている仕事の量や内容が適切かどうかを見極めることで，個人と仕事の条件を明確にすることができます．また，部下育成は，「目を離さないで手を放せ」などといわれますが，業務分担後も

表4 個人の条件と仕事の条件

個人の条件	持っている専門知識，技術，熟練度，資格，経験，対人関係能力，問題解決力，考え方，態度など
仕事の条件	業務内容・手順，業務の質と業務量，重要度や緊急性，必要な知識など

そのメンバーに任せきりではなく，その人の許容量を超えていないか，過度のストレスになっていないかなどの確認をしながら，その業務に取り組んでいる過程を評価し努力を認めることが大切です．

また，リーダーは，「いつ，どのようなときに報告するか」を明確にメンバーに伝え，そのつど，必ず報告，連絡させる．そして相談にのることで，確認をしなければなりません．業務分担をし，業務の遂行を任せても結果の責任を負うのはリーダーです．メンバーに「丸投げ」をしてはいけません．

②権限委譲

リーダーは，日常の業務活動についてメンバーに権限を委譲して自由裁量を広げていくことで，メンバーの成長を助けます．しかし，メンバーに仕事を任せることによってリーダー自身の仕事の幅を広げるとわかっていても，どんな場合に権限委譲すべきか，また，いつ委譲するのかというタイミングへの迷い，さらにはこの仕事を任せて本当に大丈夫かという不安を感じることもあるでしょう．そしてこのような迷いや不安によって，権限委譲を躊躇してしまうことがあるかもしれません．それでも，リーダーは「メンバーを成長させることが仕事」と考え，意識的に権限委譲することが求められます．

不安を少なくするためには，権限委譲を行う前に，メンバーに「具体的な責任は何か，どんな知識を期待されているか，どれだけの権限があるか」を明確にすることが重要です．権限委譲を効果的に行うためのポイントは次のとおりです．

チームの目標と達成のために必要な情報をリーダーとメンバーが共有する

権限委譲は，リーダーがグループ目標をメンバーと共有していて初めて行うことができます．目標を共有することで，メンバーが行うべき業務の目的や目標が明確になり，仕事の重要性や優先順位が理解されるためです．目標を共有するとは単に，「目標を知っている」ということではなく，委譲された業務について「何を（期待される成果），いつまでに（期限），どれだけ（達成目標基準）」するのかについて具体的に

理解していることです．

　権限委譲の前提として，チームの目標や方針の明確化，達成の方策の立案，目標達成までの過程で，評価等のマネジメントを行っていることが必要です．また，常日頃からリーダーの仕事に関する情報を開示して，仕事の全体像を把握させておくことも必要です．

メンバーが自分で考える姿勢を育てる

　権限委譲が上手なリーダーは，指示や命令をするのではなく質問することを大切にします．イエスかノーで終わるような質問ではなく，相手の意見を引き出す具体的な質問をすると，メンバー自身が問題をどこまで深く考えているかがわかります．また，メンバーは質問に答えることで自分の考えを明確にすることができます．

メンバーの能力に見合った仕事を任せる

　自分の能力を伸ばせるような仕事を任せると，人は成長します．メンバーが最も関心を持っていることや熱心なことは何かを把握したうえで，仕事を任せます．そのためには，日ごろからメンバーとのコミュニケーションを緊密にとり，メンバーの関心事を知っておくことが必要です．

メンバーへの助言を心がける

　メンバーが問題を解決するために必要な資源について助言することも，権限委譲を効果的に行うのに有効です．資源とはメンバーが自力で問題を解決する手助けをしてくれる「人」や「手立て」，「情報」や「能力開発の機会」のことをいいます．答えを教えるのではなく，ヒントを与え，そこから答えを導き出すこともメンバーの成長を助けます．

③リーダー自身の成長のためにすべきこと

　リーダーシップはテクニックだけではありません．その人の生きる姿勢がそのまま映し出されます．より優れたリーダーを目指すには，人としての魅力を磨く必要があります．「組織の器はリーダーの器」といわれます．チームとして成長するには，リーダー自身の成長が不可欠です．そのために，リーダー自身がすべきことは次の3つです．

「組織の器はリーダーの器」．リーダーの成長が不可欠

規則正しい生活を習慣づける

あたり前のことのように思えますが，時間を守る，約束を守る，清潔感のある身だしなみを整えることをメンバーに要求する以上，自分自身も基本的なことができていなければ説得力がありません．リーダーはいつもメンバーからみられ，評価されています．リーダーの一挙一動がチームに大きな影響を与えます．またリーダーの仕事はストレスが多いものです．規則正しい健康な生活を習慣づけることは，リーダーとしてベストな状態を保つためには重要なことです．

メンバー・他職種，患者・患者の家族に声をかける

リーダーは人を動かして成果を上げることが仕事です．人を動かすには関係をつくること，関係をつくる最初の一歩はあいさつであり，存在を認めることです．具体的には，メンバーはもちろん仕事にかかわるすべての人（他職種の人，患者・患者の家族など）に日々のあいさつをすること，ねぎらいの言葉をかけること，「ありがとう」と感謝の気持ちを伝えることなどです．できることから毎日繰り返しましょう．小さなことを積み重ねることによって大きなことができるようになります．

一貫性を示す

実際に問題が生じた場合に，「目標を達成する」「患者を大切にする」「公平性を保つ」「責任は自分がとる」「メンバーに任せる」など，日ごろ言っていることと矛盾しない行動がとれているでしょうか．繰り返しになりますがメンバーはリーダーをみています．たとえば，連絡事項を記載したノートに目を通すようにメンバーに注意しても，自分がそれを守れていないのであれば，メンバーが目を通すようにはなりません．リーダーの言行が一致していないかぎり，その言葉は説得力を持ちません．リーダーの言動には一貫性が大切です．

（太田 加世）

引用・参考文献

1) ピーターFドラッカー：私の人生を変えた七つの経験．プロフェッショナルの条件(上田惇生訳)，p100，ダイヤモンド社，2000
2) 大中忠夫：リーダーシップの行動モデルの定義まとめ．MBA リーダーシップ，第5版(大中忠夫監，グロービス・マネジメント・インスティテュート編)，p37，ダイヤモンド社，2013
3) Katz, Robert L：Skills of effective administrator, Harvard Business Review, 3(1)：33-42, 1955
4) ロバート・ケリー：指導力革命(牧野昇訳)，プレジデント社，1993

2 「看護チーム」のマネジメント

3 人間関係

 ● 人間関係論　● コミュニケーション　● アサーション
● コーチング　● チーム医療

　病棟や部署は集団であり，集団とは人が集まってできるものです．人が集まれば，そこには関係が生まれます．

　良好な人間関係はお互いの信頼関係によって成立するものです．そして，良好な人間関係にはよいコミュニケーションが欠かせません．

　ここでは，チームの人間関係とコミュニケーションについて考えます．

人間関係論

　最初に，コミュニケーションに関する考え方に影響を与えた主な人間関係論について概観します．

1．ホーソン実験（Hawthorne experiments）

　人間関係が仕事の成果にどう関連するのかについて，ホーソン実験では次のことが明らかになりました．

　1924年から1932年まで，アメリカのウェスタン・エレクトリック社のホーソン工場で行われました．職場組織における作業効率や生産性を上げるためには，組織の従業員の感情や意欲などの主観的な態度が大きく影響していることを示した，最も有名な古典的研究の1つです．

　この実験によって生産性の安定的な向上に大きく貢献した要素は，照明や休憩時間などの物理的な作業条件よりも，従業員の感情や意欲などの個人的な態度であるということが明らかになりました．また，この実験では，一部の工員を選抜したチーム（優れた技術を持っていた人たちとその人たちと仲のよい人たち）で行われました．そのため，「選抜されたチームの一員」であるという状況や意識がチームの連帯感を生み，結果に対する達成感を共有したことが生産性の向上につながりました．つま

り，職場の従業員を動かすには，人間の心理的側面や，職場内の人間関係（とくに非公式な人間関係）を重視する必要があるということが明らかになったのです．ホーソンの実験は「人間関係論」が生まれるきっかけとなり，以後，多大な影響を与えました．

しかし，人間関係論には限界もありました．以後の研究では，生産性の向上と職務満足とのあいだには関係がないことがわかりました．つまり，仕事に満足している人が成果を出しているわけではないということです．また，人間関係が良好であることとモラルの高さに相関性がなかったこと，人間関係の良し悪しと生産性の高低には因果関係がないこともわかりました．

2. リッカートのマネジメント・システム論

ホーソン実験以後の1940年に，レンシス・リッカート（Rensis Likert）はホーソン実験と同じような調査を行いました．基本的には賃金や待遇などの労働条件と生産性の違いを比較する実験で，結論もホーソン実験とあまり変わりませんでした．

しかし，リッカートは，監督者の違いに着目しました．その結果，生産性の低いグループには「職務中心型の監督者」が多く，生産性の高いグループには「従業員中心型の監督者」が多いことがわかりました．そして，リーダーがメンバーとの良好な信頼関係を築き，メンバーも意思決定に参加できるような状況をリーダーが作り出すリーダーシップ（集団参加的リーダーシップ）をとることで，従業員のモラルが向上することがわかりました．リッカートは，これを組織のあり方やリーダーシップのあり方と結びつけて体系的，実践的なモデル「新しい管理のパターン」を構築しました．

新しい管理のパターンとは，以下の3つの原則のうえに成り立っています．

第1の原則は，「支持的関係の原則」です．管理者は，集団内の各メンバーが上司や仲間から支持され，人間としての重要性や価値が認められ，自己の能力が十分発揮されていると信じるような相互作用を作り上げます．そのために，まず管理者は部下に対して真の関心を示します．集団のメンバーが集団内で受け入れられ，メンバーの一員として価値を認められたときに，その集団に強い魅力を感じることが明らかにされました．つまり，支持的関係の原則は凝集性[*1]の高い集団を作り上げるための原則といえます．

用語解説

[*1] **凝集性**：集団が構成員を引きつけ，その集団の一員であり続けるように動機づける度合い

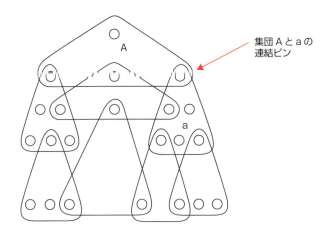

図1 連結ピン組織

野中郁次郎:経営学入門シリーズ経営管理, p82, 日本経済新聞出版社, 2007を参考に筆者作成

　第2の原則は,「集団的意思決定を行う原則」です．組織は小集団を構成単位としており，その連携は「連結ピン」(図1)のようにつなぎとめられているという考え方です（連結ピン組織).連結ピンは，上下左右のコミュニケーション・センターの役割を果たしており，その機能はリーダーが担うものだとしています．

　たとえば，矢印が始まるところにいる人物は，上部の三角形で示した集団Aと，下部の三角形で示した集団aの重複したところに位置しており，集団Aの意思決定を集団aにつなげ，集団aの総意を集団Aにつなげていく連結ピンの役割を担っています．ここでは，組織の構成単位を「個人」ではなく，「小集団」と考えており，その集団管理を組織活動の中心とする必要があるとしています．

リーダーは，組織の連結ピンの役割を果たします

　第3の原則は，高い目標の原則です．従来の人間関係論では，管理者は従業員の欲求に対して関心を持つべきであるという考えでしたが，リッカートは，高い業績目標を掲げることによって人間の自己実現欲を満たし，その結果として，生産性を向上させると主張しました．

　この3つの原則の存在が，部下の上司に対する好意的な態度や，強い信用と信頼，高い相互影響力，すぐれたコミュニケーションなどをもたらし，その結果，高い生産性を生み出すというのがリッカートの提唱する「新しい管理のパターン」です．

コミュニケーション

1. コミュニケーションの原理

　日本国語大辞典によると，コミュニケーションとは，「特定の刺激によって，互いにある意味内容を交換すること．人間社会においては，言語，文字，身振りなど，種々のシンボルを仲立ちとして，複雑かつ頻繁な意味内容の伝達，交換が行われ，これによって共同生活が成り立っている」[1]と記載されています．また，コミュニケーションによって，自分の意見を他人に伝え，他人が言おうとしていることを理解します．つまり，コミュニケーションは，自分と他人のそれぞれの思いや考えを伝え，理解しようとする試みであり，双方向的に作用します．

❶ コミュニケーションのプロセス

　コミュニケーションのプロセスを図2に示します．コミュニケーションとは伝え手が言葉などの記号化された情報を伝達経路にのせて，受け手側に解釈させる行為といえます．受け手である自分は，その心のなかに起こっている感情や思い・考え・体験したことなどを受け手である相手に伝えようとします．その際の手段として，言語的なものならば文字や発声で伝えます．具体的な手段としての伝達経路は，勤務機関や学校などの組織内の命令系統を通る経路や，SNSなどの非公式な経路があります．

　これらの伝達経路を通して，受け手は伝え手のメッセージを受け取ります．そして，そのメッセージを受け手自身が理解できる形に翻訳をします（解読化）．この解

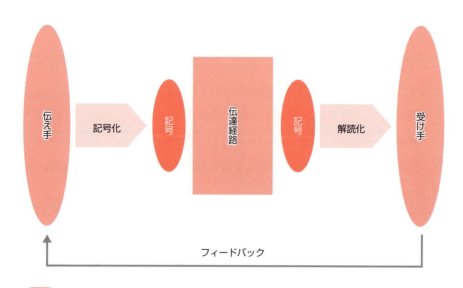

図2　コミュニケーションのプロセス

読化されたメッセージが伝え手の意図するとおりに伝達されているかどうかを受け手が確認（フィードバック）して，判断します．伝え手はフィードバックを受けることにより，受け手の理解度を確認することができます．意図が伝わっていないことがわかったときには，再度，相手が理解できるよう表現を変えるなどして伝え直します．こうしてコミュニケーションが行われていきます．

❷**コミュニケーションを成立させるための姿勢**

コミュニケーションが成立するためには，お互いに伝えよう，理解しようという姿勢が必須です．伝え手，受け手のどちらか一方でも伝えよう，理解しようという姿勢を持っていなければ，記号化や解読化などのプロセスがおろそかなものになってしまいます．とくに，フィードバックをおろそかにすると，誤解や思い違いの原因となり，人間関係にも影響しかねません．

人間関係におけるなんらかの問題や破綻の原因の多くは，コミュニケーションの不足や困難さです．意図の通じあうコミュニケーションを十分に行うことは，関係の修復や葛藤の解決にとって重要な要因です．

2. コミュニケーションの種類

コミュニケーションには，「言語的なもの」と「非言語的なもの」があります．

言語的コミュニケーションは，「言葉」で意思，感情，思考などの情報を伝えるコミュニケーションです．話して伝える方法（話し言葉）と文章や文字を使って「書く」という方法（書き言葉）があります．

また，非言語的コミュニケーションは，ジェスチャー，合図，しぐさ，態度など，言葉以外の方法で伝えるコミュニケーションです（**表1**）．言語と組み合わせて使う場合と，言語に代わる役割として独立して使う場合があります．

3. コミュニケーションスキル

❶**アサーション（assertion）**

部署をマネジメントする場合，他部署との交渉を行う場合など，リーダーはさまざまな場面でコミュニケーションをとり，人間関係を築きます．ときには，相手との関係について無意識のうちに自己否定を強いたり，ストレスを感じたり，自尊心が傷つくことがあります．

たとえば，患者や上司とのコミュニケーションにおいて，「こんなことを言っては悪いかな」と遠慮したり，遠回しな言い方をして誤解を招いたり，助言のつもりがお

表1　非言語的コミュニケーション

種類	例
距離	相手との距離の取り方，座る位置，個人的空間
身体動作	しぐさ，うなづき，ジェスチャーなどの手足の動き，顔面表情，姿勢，目の動き（まばたき，視線の方向，凝視の長さ，瞳孔の広がり），会釈など
接触行動	なでる，打つ，たたく，握手，抱く，押す，引っぱるなど
近言語（疑似言語）	言語的な意味内容を伴わない音声情報（声の大きさ，高さ，抑揚，テンポ，ため息，「間」のおき方）

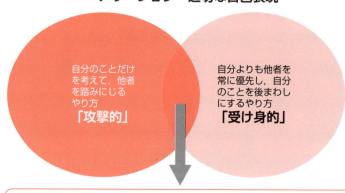

図3　アサーション

しつけがましくなってしまったり，ということがあるかもしれません．これは，「受け身的行動」といい，自分の欲求や感情，基本的人権を後回しにして相手を優先させる行動パターンです．これに対し，自分の主張を通すために，相手の話をさえぎって発言したり，大声を出したりすることを「攻撃的行動」といい，自分の欲求や感情，基本的人権を優先させる行動です．これは相手を後回しにする行動パターンです．

　このような状態にならないためのコミュニケーションスキルの1つとして，アサーション（図3）があります．自分や他者の欲求・感情・基本的人権を必要以上に抑え

ることなく自己表現することです．人の権利を侵害することなく自分の権利を守り，行使し，平等な人間関係を促進することであり，人間の持つ基本的人権（表2）に立脚したものです．人間には，誰でも気持ちや考え，意見，価値観を尊重される権利があります．つまり，私たちには誰からも尊重される権利があるのです．人権はあなたも相手も同等に持っているものなので，お互いの希望を述べ合う権利を大切にして，歩み寄ろうとすることがアサーティブ（assertive）な行動です．

「人には誰からも尊重される権利がある」

❷ コーチング

コーチングとはコミュニケーションを通じて相手に気づきを促すことで，行動の変化を支援しモチベーションを高めるためのコミュニケーションスキルです．その前提になるのは，人には無限の可能性があり，必要とする答えはその人のなかにあり，自ら答えを見つける力を持っているという考え方です．

図4はコーチングの原理です．

---

column　ファシリテーションとは？

ファシリテーション（facilitation）とは「中立な立場で，チームのプロセスを管理し，チームワークを引き出し，そのチームの成果が最大となるように支援する」[2]ことです．

会議等でメンバーの意見をまとめ，結論を出し，実行するために先頭に立つのは看護管理者の役割です．問題解決の場や会議等では反対・賛成の立場に偏らない中立の立場で進行役をつとめます．その役割を担う人をファシリテーター（facilitator）といいます．

ファシリテーションは，会議の効率化に欠かせない要素です．また，風土改革や組織変革，企業の買収後の組織統合などに効果があります．またファシリテーションは人材育成におけるアクションラーニングにも有用です．アクションラーニングとは，実際の問題をテーマにして，グループで解決していく学習方法のことで，問題解決のプロセスをときどき振り返ることで，問題解決力やリーダーシップを身につけようというものです．そのプロセスにおいて，参加者や組織にはファシリテーションが必須となります．

ファシリテーターに求められるスキルは，議論の目的や方法を明確にし，メンバーの意見を受け止め，かつ引き出すことです．そしてメンバーが出した意見をまとめ，整理し，合意形成をすることです．

> 表2　アサーション権宣言

1. 誰も，自分の思考・感情・行動は自分で決めることができて，しかも，自分が起こしているものである．だから，その結果が自分に及ぼす影響について責任を取ってよい．
2. 誰も，自分の行いたいことは理由を言ったり，いいわけをしないで行ってもよい．
3. 誰も，他人の状況や問題を解決するために，もしも協力したいと思えばすればよいし，したくなければしなくてよい．
4. 誰も，一度言ったからそれを変えていけないことはない．自分の気持ちが変わったら変えてよい．
5. 誰も，間違いをしてもよい．そしてそのことに責任を取ってよい．
6. 誰も，「私は知りません」と言うことができる．
7. 誰も，他人の善意に応じる際に，自分独自の決断をしてよい．
8. 誰も，決断するにあたって論理的でなくてもよい．
9. 誰も，「わかりません」と言うことができる．
10. 誰も，「私には関心がありません」と言うことができる．
11. 誰も，アサーティブに成ることを降りる権利がある．

菅沼憲治：人に操られない，人を操らない．セルフ・アサーション・トレーニング，改訂新版，p142-143，東京図書，2009より転載

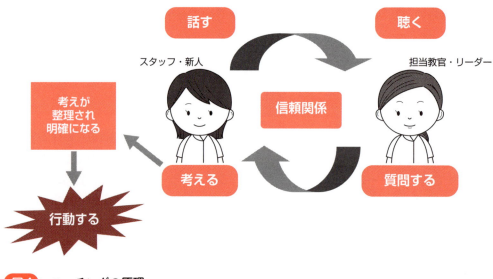

> 図4　コーチングの原理

　まず，コーチングを受ける人が話をします．取り上げるテーマは，やりたいけれどできていないことや，自分が達成したい目標についてなどです．コーチングをする人はその話を「聴き」ます．そうして，十分に聴いてから質問をします．質問された人は考えて答えます．これを繰り返していくうちに，徐々に頭のなかが整理されて，やりたいことや目標が明確になっていきます．その「話す→聴く→質問する」を繰り返すことによって，受け手が具体的に行動できるようになるまで掘り下げていきます．最

終的には，その人が自分でどう行動するかを決断し，行動することによって成果が生まれます．

　また，対話の前提には，両者の信頼関係があるため，これが成立していないと対話は成り立ちません．たとえば，コーチングを受ける人をメンバー，コーチングをする人をリーダーとすると，メンバーがリーダーのことを信頼していなければ，そもそもリーダーに本音を話そうと思わないでしょう．また，リーダーがメンバーを信頼していなければ，じっくり話を聴こうという気持ちにはならないでしょう．これでは，メンバーが自分で決定して，行動するということにつながっていきません．

　またコーチングでは，「答えは相手のなかにある」といいますが，答えがなかなか出てこない人もいないわけではありません．たとえば，新人メンバーです．新人は経験も浅く，知識も十分ではありません．**新人に対しては，コーチングよりもティーチングのほうが適切**です．知識や技術を教え，それを新人が習得したときに，コーチングが有効となります．

新人にはコーチングよりもティーチングが適しています

他職種との協働

1. チーム医療とは

　医療に従事する多種多様なメンバーが，おのおのの高い専門性を前提に，目的と情報を共有し，業務を分担しつつ，互いに連携・補完し合い，患者の状況に的確に対応した医療を提供することであり，医療のあり方の1つです．

　チーム医療の効果には，**①疾病の早期発見・回復促進・重症化予防など医療・生活の質の向上**，**②医療の効率性の向上による医療従事者の負担の軽減**，**③医療の標準化・組織化を通じた医療安全の向上**等があります．たとえば，「褥瘡管理チーム」は褥瘡の予防・早期発見に努め，適切な褥瘡管理によって改善・治癒を目的としたチームです．メンバーは医師，ソーシャルワーカー，看護師，管理栄養士，義肢装具士，救急救命士，作業療法士，薬剤師，理学療法士，臨床検査技師等で構成されています．

　病院にはさまざまな横断的なチームがあり，院内で活躍しています．専門家がそれぞれの立場で意見を出し合い，役割を分担し，1つのチームとして患者にサービスを提供しています．

　今後ますますチーム医療を推進していくために，各医療従事者の専門性の向上や役割の拡大，医療従事者間の連携・補完を推進するよう，国は施策を進めていく方針です．

2. 医師との連携・協働

　医師は医師法で「医療及び保健指導をつかさどることによって公衆衛生の向上及び増進に寄与し，もって国民の健康な生活を確保することを任務とする」と定められています．

　医師は患者に円滑な医療を提供するために，看護師と協働し，看護師も患者へのよりよいケアの提供のために医師と協働して仕事を進めます．病院において，医師の仕事は診療であり，看護職は診療の補助です．

　医療の現場における看護職の業務は，医師の指示の下に行われます．医師と看護師が協働するためには，互いの情報伝達と共有が不可欠です．ただし，医師からの指示は上司の命令・指示ではありません．たいていの病院組織では，看護職は看護部の所属であり，その上司は師長や看護部長です．一方，医師は医局や診療科に所属しているため，指示命令系統が異なります．

　患者の医療の責任を負うのは医師ですが，看護職も看護学・医学の基礎知識と免許のもとに，自己の行動を判断する責任があります．医師から指示を受けた場合には，医師に指示されたことをそのまま実施するのではなく，看護職として医療行為の理論的根拠や倫理に照らし合わせ，患者にとって適切なものであるかどうかの判断をする必要があります．そのうえで，看護の立場から疑問や意見がある場合には，その旨を医師に伝え確認することが必要です．

3. 医療関連職種との連携

　医師以外の各職種にはその業務ごとに業務の範囲があります．それぞれの職種は専門特化する傾向にあり，職種も増加しています．患者へのよりよいケアの提供を目的として，それぞれの専門分野を最大限に活用して，補完し合いながら協働することが必要です．

❶栄養関連部門との連携

　診療報酬の算定上においても，管理栄養士，栄養士，調理師との連携は不可欠です．入院中の栄養指導も管理栄養士の個別指導が増えています．看護職は栄養部門との連携によって，患者の療養生活上不可欠な栄養面のケアを充実させることが必要です．

❷福祉関連部門

　社会福祉士，介護福祉士，精神保健福祉士等は福祉関連部門の業務を行っています．独占業務ではなく一般的に，病院では医療ソーシャルワーカー（MSW）などとよばれており，社会資源の紹介や調整などを行っています．

平均在院日数が短縮化している現状では，ADLが低下した状態や身体機能の低下した状態で退院する患者が増加しています．そのため，退院後も地域での医療サービスや介護サービス等の社会資源を必要とする人々が増加しており，退院支援や退院調整が不可欠です．これらの調整は看護職だけでなく，福祉関連部門の専門職と連携して行っていく必要があります．

❸ 事務部門・バックヤード

　事務部門には財務管理，職場内部の人事・労務管理，施設・設備管理，物品管理，医事管理などがあります．それぞれの部門が病院組織を支えています．

　また清掃，洗濯，廃棄物処理，施設営繕，ボイラーなどのエネルギープラント等はバックヤードとよばれており，患者の住環境を整える機能を果たしています．看護職にとっても，感染・危険防止や安全対策等で協働することが多い部門です．

「看護チーム」のマネジメント：人間関係

実践のPOINT

①信頼関係を築くことでチームをまとめる
看護サービスを支えるのはメンバー同士の信頼関係

　看護サービスはチームで提供します．1人ひとりの技術が高くても，ばらばらに活動していては質の高いサービスの提供はできません．24時間交代勤務で働いているメンバーが情報を共有し，標準化された看護を提供することで，患者が24時間継続した一定の質のサービスを受けることができます．

　そのようなサービスを支えるのは，メンバー同士の信頼関係です．

　リーダーが中心となって信頼関係を築くことで，継続したケアを提供するために必要な協力や連携をスムーズに行うことが可能になります．信頼関係を築くために必要なことは，メンバー1人ひとりが「安心感」を持てることです．

　アメリカの心理学者マズロー（Abraham H. Maslow）は「欲求階層説」で，人間の基本的な欲求には5つの階層があると唱えました（「動機づけ理論」p151参照）．この理論では，自分がどこかに属していることを実感したい，その集団内での良好な人間関係や信頼関係を築きたいという欲求が満たされることが，仕事への意欲に関連しているとしています．

　部署に所属するメンバーが安心して働いていれば，同僚や先輩，上司と信頼関係を築きたいという欲求が生まれます．そして，信頼関係を築くことで，「この部署で働

いていてよかった」「よい人間関係に恵まれた」という充足感が生まれます．信頼し合える関係であれば，メンバーがリーダーから怒られても，「自分のことを理解してくれているリーダーから言われたのだ」と前向きに受けとめ，素直に反省することができます．また，看護管理者の提案や意見を受け入れることもできるでしょう．

まずは「1対1」の関係から

　メンバーが「この師長のもとならば安心して働くことができる」「この病棟ならばみんなで力を合わせて働くことができる」と感じることができるよう，リーダーが率先して信頼関係を築く努力をしていかなければなりません．そのためには，リーダーがそれぞれのメンバーと「1対1」の信頼関係を築くことから始めます．リーダー自身がメンバーから信頼されていない部署では，メンバー同士の信頼関係も生まれないからです．リーダーと各メンバーとの1対1の関係の先に，部署全体の信頼関係があります．

　お互いに信頼関係があれば，よいコミュニケーションが生まれます．よいコミュニケーションとは，優れたコミュニケーションのスキルによって生まれるわけではありません．どんなに優れたスキルであっても，その根底に両者の信頼関係がなければ，効果はありません．信頼関係があるからこそスキルが活きるのです．

　ただし，注意しなければならないことがあります．信頼関係が結ばれたと思っても永久に続くわけではありません．ほんの些細なことで壊れる可能性を常にはらんでいます．不安や不信が起こるときにはなんらかの反応や徴候があらわれるので，リーダーはそれを見逃さず，小さな不安や不信のうちにその原因を取り除いていきます．信頼関係を築いたら，それを継続していくことが重要です．

信頼関係を築いたら「継続」が大事

②アサーションやコーチングを活用したメンバーとのかかわり
自分を伝える

　看護のリーダーが信頼関係を築く相手には，メンバー，病院関係の他職種，患者とその家族等が考えられますが，ここではメンバーとの場合について考えていきます．チームの新リーダーは，メンバーとの関係はほぼ白紙の状態から作りあげていくことになります．メンバーは常に，リーダーであるあなたを意識し観察しています．率先して関係づくりのために動くのは，リーダーの役割です．

　新たな関係づくりのためにまず，リーダー自身の仕事における経験や看護観，部署

をどのようにまとめていきたいかなどを，折にふれて繰り返し伝えます．自身の仕事での失敗談などを語ることでもよいでしょう．自分の抵抗のない範囲で，プライベートなことを話すのもよいと思います．人は他人との共通点を見つけることでつながりを持とうとします．リーダーが自身のいろいろな側面を話すことで，メンバーは共通点を見つけ親しみを持ったり安心したりするものです．

メンバーを認める

　リーダーはメンバーを認めていきます．「認める」にはいろいろな意味があります．

　日常生活で認めるとは，多くは「上司に認めてもらえた」「あの人は私を認めてくれている」などのような使い方をします．これは，結果や成果を出したことに対してよい評価を受けたという意味です．しかし，ここでお話しする「認める」の範囲はもっと広範なものです．

　「認める」の範囲は3つに分けることができます（図5）．上述した「上司に認められた」という「認める」は，図のいちばん内側の円である「成果を認める」ことです（成果承認）．そのすぐ外側の円は「行為を認める」です．成果が出なかった，よい結果を出せなかったけれど，その過程で努力をした場合にその過程を評価すること（行為承認）です．しかし，リーダーに求める「認める」は，さらにいちばん外側の円も含め3つの円すべてがその範囲となります．いちばん外側の円は「存在を認める」ことです（存在承認）．その範囲は「相手の存在そのもの」までを含んでいます．

　「存在を認める」のはあたり前のことではないのか，と思う方も多いことでしょう．しかし，ふだん私たちはそれを当然のこととして，とくに意識をしていないため，メンバーにわかるように表現していないことがあるのです．意識して「存在承認」を行うことで，メンバーは「このチームの一員としてここにいていいのだ」と安心できます．その安心の積み重ねが信頼関係をつくる最初の一歩になります．

リーダーはメンバーの「存在を認める」ことを心がけます

メンバーのことを知ること

　業務上の行動だけでなく，仕事ぶりや能力，職場での人間関係，その人の価値観やワークライフバランスなど，メンバーが何に対して意欲を抱いているか，仕事を行ううえでどのような工夫をしているか，どんなときに達成感や充実感を味わっているのか，といった側面を知りましょう．先入観をわきに置き，興味・関心を持って1人ひとりのメンバーを観察すると，思いがけない側面がみえてくるものです．

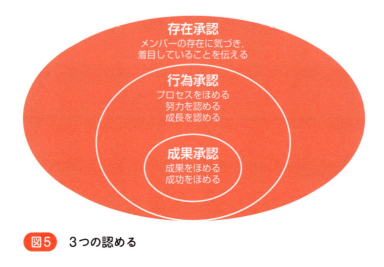

図5　3つの認める

メンバーに声をかけること

　毎日できる限りメンバー全員に声をかけましょう．声のかけ方は，「○○さん，おはよう」のように，まず名前を呼んでからあいさつします．声をかけるということは，その人の存在を認めたからこそ行われる行為でもあり，名前を添えることで，「あなたが来たことを知っていますよ」ということを当人に伝えることができます．このように短時間でできることを日々継続して行うことが大切です．

メンバーに伝えること

　「最近，元気がないように思えるけど，何かあった？」「毎朝，笑顔で患者さんにあいさつしていて，見ていて気持ちがいいわ」など，気がついたことを当人に伝えましょう．伝える内容は，注意したいことや改めたほうがよいと思うことよりも，その人のよい面に目を向けます．どうしても好ましくないことや欠点などに目が向きがちですが，まずは，優れている点や強みに目を向け，それを言葉として伝えてみましょう．

　メンバーのよい点がみつからない，ほめるところがないと感じたとしても，自分の物事に対する見方を変える練習と考えて，挑戦してみてはいかがでしょうか．物事の見方は人によって異なります．たとえば，水が半分入っているコップを見て，「コップに水が半分も入っている」と考えるか，「コップに水が半分しか入っていない」と考えるかは，人によって異なります．事実は1つでも解釈は何とおりもあります．自分の思い込みをいったんわきに置いてメンバーをもう一度みると「何をするにも時間

表3 話の聴き方

スキル	具体的な方法
あいづち，うなずき	「うん」「へえ」「なるほど」「そうか」など
ペーシング	声の高さや，速さを合わせる
リフレイン	相手の言葉の一部を繰り返す 　例）「今日は楽しかったよ」に対して「楽しかったのですね」と繰り返す
笑顔	穏やかな表情
沈黙	相手が言葉や質問に対する答えを発するまで待つ

がかかる人」は「慎重に行動する人」，「せっかちな人」は「決断が早い人」と，その人に対する見方を変えることができるはずです．また心からほめたいと感じれば，それを言葉にして伝えてください．

メンバーの話を聴く

　話を聴くことはとても大切です．人は，誰かに自分の考えていることや感じていることを存分に話すことにより，頭のなかの考えが整理されていきます．また，話をして自分の言葉を自分の耳で聞くことにより，これまでは考えていなかったことに気づきます．

　じっくりと耳を傾けて聴くことで，相手に安心感を与えることができます．人は安心できる人に信頼感を抱くものです．安心して話ができる雰囲気や環境を作ることも大切です．表3は，話の聴き方の具体的方法を示しています．

（太田 加世）

引用・参考文献

1) 小学館国語辞典編集部：日本国語大辞典．p395，小学館，1974
2) 菅沼憲治：セルフアサーショントレーニング．改訂新版，東京図書，2009
3) 森時彦：ファシリテーター養成講座．ダイヤモンド社，2008

2 「看護チーム」のマネジメント

4 ストレスマネジメント

KEY WORDS: ●メンタルヘルス　●ストレス　●ストレスマネジメント　●職場環境の改善　●ソーシャルサポート

　職場における，より積極的な労働者の心の健康の保持増進をはかることは非常に重要な課題となっています．ここでは，「看護チーム」のマネジメントの1つとして，「ストレスマネジメント」について取り上げます．

心の健康問題への対策

　近年，労働者の受けるストレスは拡大する傾向にあり，仕事に関して強い不安やストレスを感じている労働者が6割を超える状況にあります．また，精神障害などによる労災補償状況をみると，請求件数，認定件数とも増加傾向にあります．心の健康問題が労働者，その家族，職場および社会に与える影響はますます大きくなっています．

　厚生労働省は，事業者が行う労働者のメンタルヘルス対策をいっそう推進するために，2006（平成18）年に「労働者の心の健康の保持増進のための指針」を策定しました．指針では，事業場におけるメンタルヘルス対策の実施計画として「心の健康づくり計画」の策定について盛り込む事項（**表1**）を明らかにしています．

　国内の自殺者数は1998（平成10）年以来，14年連続して3万人を超える状況が続いていましたが，2012（平成24）年以降は3万人を下回り，減少傾向にあります．しかし，人口10万人あたりの自殺による死亡率（自殺死亡率）は，欧米の先進国と比較して突出して高い水準にあるなど，きわめて深刻な事態となっていることに変わりはありません．このような状況をふまえて，厚生労働省では「自殺・うつ病等対策プロジェクトチーム」を2010（平成22）年に設置し，国が自殺対策に取り組む指針をとりまとめました．

　とりまとめの内容は，「職場におけるメンタルヘルス対策・職場復帰支援の充実」が重点対策の1つとされるとともに，今後の検討事項として，職場におけるメンタルヘルス不調者の把握と，その後に適切な対応が行われることが盛り込まれました．

表1 「心の健康づくり計画」策定事項

1. 事業者がメンタルヘルスケアを積極的に推進する旨の表明に関すること
2. 事業場における心の健康づくりの体制の整備に関すること
3. 事業場における問題点の把握及びメンタルヘルスケアの実施に関すること
4. メンタルヘルスケアを行うために必要な人材の確保及び事業場外資源の活用に関すること
5. 労働者の健康情報の保護に関すること
6. 心の健康づくり計画の実施状況の評価及び計画の見直しに関すること
7. その他労働者の心の健康づくりに必要な措置に関すること

厚生労働省：労働者の心の健康の保持増進のための指針, 2006
https://www.mhlw.go.jp/file/06-Seisakujouhou-11300000-Roudoukijunkyokuanzeneiseibu/0000153859.pdf

表2 4つのケア

ケアの種類	ケアを行う人	ケアの方法
セルフケア	労働者自身	・ストレスやメンタルヘルスへの正しい理解 ・ストレスへの気づき ・ストレスへの対処
ラインによるケア	管理監督者	・職場環境等の把握と改善 ・個別の相談対応 ・職場復帰における支援
事業場内産業保健スタッフ等によるケア	産業医，保健師，人事労務担当者，衛生管理者，事業場内メンタルヘルス推進担当者等	・メンタルヘルスケアの企画立案 ・個人の健康情報の取り扱い ・ラインによるケアへの支援 ・事業場外資源との連携 ・労働者への教育・研修 ・相談体制の整備 ・職場復帰における支援 ・メンタルヘルス推進担当者の選任
事業場外資源によるケア	職場外の専門家等	・メンタルヘルスケア支援サービスの活用 ・メンタルヘルスケアの専門知識や情報の提供 ・ネットワークの形成

厚生労働省：労働者の心の健康の保持増進のための指針, 2006
https://www.mhlw.go.jp/file/06-Seisakujouhou-11300000-Roudoukijunkyokuanzeneiseibu/0000153859.pdf

　2011（平成23）年には，地域医療の基本方針となる医療計画に盛り込む疾病として，精神疾患が加わり，がん，脳卒中，急性心筋梗塞，糖尿病とともに「五大疾患」とする方針が打ち出され，2012（平成24）年には，「職場のパワーハラスメントの予防・解決に向けた提言取りまとめ」が行われました．

　また，2015（平成27）年12月からは，労働安全衛生法の改正によって，事業者に常時使用する労働者に対してストレスチェックを実施することが義務化されています．

組織にとってのメンタルヘルス対策の意義

　メンタルヘルスとは，「健康な心を得ること」です．心の健康を保ち，よりよい状

態に持っていくという考え方です．また，心の健康を害した場合には早く治療を受けることが大切です．上司や周囲はそのための受診を支援し，部下が休職した場合には，上司は職場への復帰を支援し，適切な職場環境を調整します．

　しかし，メンタルヘルスは職場だけの課題ではなく，家庭，地域や学校における課題でもあります．家庭は最も重要です．なぜならば，職場，地域，学校において，4つのケア（表2）を活用しよりよいメンタルヘルスの状態で活動するためには，家庭がよい状態であることが前提となるためです．職場，地域，学校に帰属しているほとんどの人は，それぞれに家庭という帰る場所を持っています．その家庭でも緊張した状態にあると，安らぐ場所がなくなってしまいます．家庭の果たす役割はとても大きいものです．

　また，組織におけるメンタルヘルス対策に取り組む意義には以下の4つがあります．

1. コンプライアンス（法令遵守）の観点

　メンタルヘルス対策は労働安全衛生法に基づいており，労働安全と健康を守ることを目的としています．従業員の健康管理に対して，同法律には①衛生教育の実施，②中高齢者などに対する配慮義務，③作業環境測定義務，④作業の管理義務，⑤健康診断実施義務，⑥健康診断実施後の措置義務，⑦病者の就業禁止にかかる措置義務などがありますが，2005（平成17）年の改正によって過重労働・メンタルヘルス対策が強化されました．組織がメンタルヘルス対策に取り組むことはこの法律を遵守するということです．

2. リスクマネジメントの観点

　大手広告代理店の若手社員が過労からうつ病を発症し，自殺にいたってしまったことに対して，2000（平成12）年3月の最高裁判所判決では，本人の健康状態が悪化していることを認識しながら，業務負荷を軽減させる措置をとらなかった企業側に過失があり，損害賠償責任があるとしました．そして3か月後には，企業側が1億6,800万円の遺族補償を支払うことで和解が成立しました．

　企業が安全配慮義務に違反し，従業員に損害を与えた場合には，企業に民事上の損害賠償責任が生じます．そして，この判決のように自社の従業員が過労死や過労自殺してしまった場合，高額の損害賠償責任を負担することになります．

　また，同僚が死にいたったことに対して，社内の動揺が激しくなることが想像できます．さらに，社名が報道されるようなことになれば，対外的な企業イメージの低下

も避けられません．

過労死や過労自殺にいたらなかったとしても，従業員が強いストレスを感じたり，メンタルヘルスを悪化させ，精神的に不安定な状態で仕事をすることによって，集中力や判断力が低下し，思わぬ事故やミスを犯すことも考えられます．たとえば病院の場合，看護師が精神的に不安になれば，状況によっては顧客である患者，地域住民など第3者の安全と健康を脅かすことにもなりかねません．このようなことから，病院は従業員のストレスやメンタルヘルスの問題に対して，リスクマネジメントの一環として真剣に取り組まなくてはなりません．

3. 企業の社会的責任（CSR）の観点

近年，企業の社会的責任（CSR：corporate social responsibility）の考え方がかなり普及しています．CSRとは，企業は社会的な存在であり，自社の利益，経済合理性を追求するだけではなく，利害関係者全体の利益を考えて行動すべきであり，法令の遵守，環境保護，人権擁護，消費者保護などの社会的側面にも責任があるという考え方です．

従業員は，消費者，取引先，投資家，地域社会などのさまざまな利害関係者の1人として位置づけられているため，CSRの観点からも，従業員のメンタルヘルスの問題に取り組むことは重要です．厚生労働省は2004（平成16）年6月に「労働におけるCSRのあり方に関する研究会」の中間報告書を公表しており，そのなかで，企業が従業員に対して考慮すべき重要な取り組みの1つとして，「心身両面の健康確保対策及び労働災害防止対策を行い，労働者が安心して働ける環境の整備を図る」ことを指摘しています．労働者の心身両面への健康に最大限の配慮をし必要な対策を行っていくことは，企業の本来的な責務であり，これに積極的に取り組んでいく企業が，社会から高い評価を受けるという企業価値の指標になっています．

4. 人的資源の充実の観点

従業員の健康が必ずしも組織のアウトプットに結びつくとはかぎりませんが，健康不良の場合，確実にアウトプットは低下します．メンタルヘルス対策が効果を発揮することで従業員のモラルは向上し，モチベーションが上がり，組織への帰属意識が高まります．さらに，離職率が低下し，従業員の定着率も上がることが考えられます．

ストレスとは？

ストレスには，ストレスの原因となるストレス要因とストレスの結果であるストレス反応が含まれます．たとえば，空気の入った風船に手で圧力をかけると，風船はへこみます．この圧力をかけることがストレス要因です．風船から手を放すとストレス要因がなくなるため，風船はもとの形に戻ります．しかし，風船に長時間，強い力で圧力をかけると，風船はもとの形に戻らず，へこんだままになることがあります．これがストレス反応です．

職業性（産業）ストレスモデルを最も包括的に示しているのが，米国国立労働安全衛生研究所（NIOSH：National Institute for Occupational Safety and Health）による図式（図1）です．これは，職業に伴うさまざまなストレッサー（ストレス要因）と，ストレッサーによって引き起こされるストレス反応と，病気への進展，また，ストレス反応に影響を与える個人的要因，仕事以外の家族からの要因，ストレスを緩和する緩衝要因を表しています．

ストレッサーによって個人に心理的な負担がかかると，なんらかのストレス反応が出現します．そのストレス反応は警告にたとえることができます．たとえストレス反応が出たとしても，すべてが疾病にいたるわけではありません．同じストレッサーでも全然反応の出ない人もいれば，すぐに出てしまう人もいます．

ストレス反応の強さは，年齢，性別，性格や行動パターン，自己評価（自尊心）などの個人的要因の影響を大きく受けます．上司や同僚，家族など周囲からの支援や支えは，ストレス反応や健康障害の発生を防ぐ緩衝要因になります．しかし，**職場のストレッサーが非常に強い場合や職場以外のストレッサーがいくつも重なったとき，または長期間にわたって持続し個人のストレス耐性の限界を超えたときに，なんらかの健康障害が発生します**．健康障害には，うつ病や不安障害，適応障害などのメンタルヘルス不調，高血圧や脳卒中，心筋梗塞，脳・心血管障害などがあり，自殺，過労死にいたることもあります．

> ストレス反応は「警告」に例えられます

1. ストレッサーの種類

ストレッサーである軽いプレッシャーや緊張感は仕事を促進します．また，適度のストレスは健康によい影響があるとされています．ストレッサーそのものが疾病を引

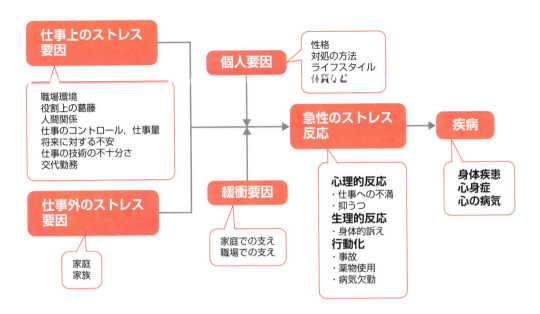

図1 NIOSHの職業性ストレスモデル

東京都労働相談情報センター：NIOSHの職業性ストレスモデル
http://www.kenkou-hataraku.metro.tokyo.jp/mental/about/material/niosh.htmlより許可を得て一部改変

表3 職場のストレス要因

1. 仕事の質・量の変化（仕事内容の変化，長時間労働，IT化など）
2. 役割・地位の変化（昇進，降格，配置転換など）
3. 仕事上の失敗，トラブル
4. 過重な責任の発生
5. 事故や災害の発生（自分や周囲のけが，損害など）
6. 対人関係の問題（上司や部下，同僚との対立，いじめ，ハラスメント）
7. そのほか（交代制勤務，仕事への適性，職場の雰囲気，コミュニケーション，努力と報酬の不均衡など）

き起こすわけではありません．

　ストレッサーは一般的に，「物理的なもの」と「心理的なもの」があります．物理的ストレッサーの例として，仕事場の環境やアスベストやダイオキシンなどの有害物質によるものがあります．環境的ストレッサーには，照明，湿度，温度，換気，受動喫煙，作業机や椅子の使い勝手，物品の配置などが含まれます．

　また，心理的ストレッサーのうち最も多いのは人間関係です．上司と部下の関係，同僚との関係，正規雇用職員と非正規雇用職員，ある部署とほかの部署との関係など多岐にわたります．

　表3は，職場におけるストレッサーを示したものです．厚生労働省では，過重労働による健康障害を防止するために，働く人それぞれの疲労蓄積度を判定するための

チェックリストを発表しています．チェックリストには，労働者本人によるものと家族によるものがあり，本人や周囲からみた心身の疲労度を判定する目安になります[1]．

2. ストレス反応

ストレスを受けると，「身体的反応」「心理的反応」「行動面での反応」がみられることがあります（図2）．身体面の反応には，動悸，冷汗，胃痛，下痢，手の震え，筋緊張による頭痛や頭重感，疲労感，食欲低下，不眠，めまいやふらつきなどがしばしばみられます．行動面の反応には，遅刻や欠勤，ミス（エラー），アクシデント，頻発する口論や喧嘩，飲酒量や喫煙量の急増などがあげられます．心理面の反応には，不安，緊張，怒りやイライラ，興奮，錯乱した状態，落胆，憂うつな気分などがありしばしばあらわれます．

これらの反応はすぐに出てくることもあれば，数か月してから出てくることもあります．また，個々人の反応は，ストレッサーが異なっても，ほぼ同じような反応を示します．自分に出てくる反応がどのようなものであるのかを知っておくことで，ストレスであることに気がつき，早期に対処することが可能になります．また，個人の集合体である職場全体の雰囲気がイライラした状態であったりする場合には，リーダーは，早期になんらかの介入をはかることが必要になります．

ストレッサーが異なっても，その人のストレス反応はほぼ同じ

3. ストレスの評価（図3）

環境から刺激を受けても，ホルモンのバランス不調や免疫力の低下といった生物学的な反応がすぐに始まるわけではありません．人間は，その前に頭の中や行動で刺激を判断して処理しようとしています．このように人がまわりから刺激を受けたときに，それが負担（ストレスフル）なものなのかを判定することを，アメリカの心理学者ラザルス（Richard S. Lazarus）は「ストレスの認知的評価」とよび，「無関係」「無害―肯定的」「ストレスフル」の3段階に分けました．

❶ 第1段階の評価

「無関係」は，その刺激が何の意味も持たず，得るものも失うものもないようなときの判断です．「無害―肯定的」は，その刺激が良好な状態の維持や増進に結びつくような場合の評価です．「ストレスフル」はその刺激が自分の価値や目標，信念が脅かされた，危うい，と判断したときに行う評価です．

ストレスフルはさらに「害―損失」「脅威」「挑戦」の3種の評価をします．「害―損失」

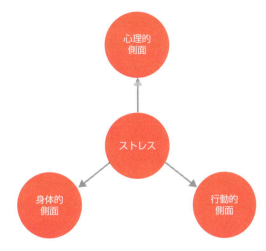

図2 ストレス反応の出方

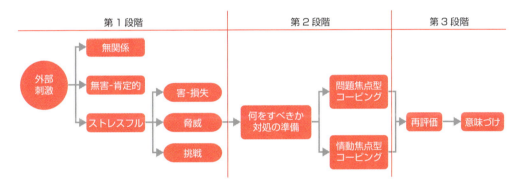

図3 ストレスの評価

は，すでに自分の価値や目標，信念が脅かされてしまったときに行われる評価です．「脅威」は，実際に「害─損失」は生じていないものの，今後起こりうることがわかったときに行われる評価です．「挑戦」は，その状況が自分の利益や成長の可能性があると判断したときに行う評価です．

❷第2段階の評価

第1段階でストレスフルと評価されたときに，その状況を処理したり切り抜けたりするために，何をすべきかを検討する段階の評価です．出来事について検討を行い対処の準備を行うのが第2段階です．第2段階の対処は，コーピング[*1]の違いによって大きく2つに分かれます．

1つは「問題焦点型コーピング」です．これは，問題解決に向けて情報を収集する，

用語解説

[*1] **コーピング**：coping．問題に対処する，切り抜けること．

計画を立てる，行動する，といったように，ストレスフルな状況とその原因そのものを解決し除去しようとする具体的な努力です．

もう1つは，「情動焦点型コーピング」です．これは，気晴らしをしたり先のことをあまり考えないようにしたりするなど，ストレッサーによって生じた不快な感情をうまく取り払ったりコントロールしたりすることをさします．

❸第3段階の評価

ストレッサーの処理が進められるうちに，さまざまな経験をしたり外から情報が入ってきます．こうした新しい情報によってこれまでの1次評価，2次評価を再度評価します．

第3段階では，ストレスフルな経験に対してうまく処理しうるような方略をとりえたのか，本当に脅威と評価してよかったのかなど，評価をし直します．この段階では，これまでの段階を経て現在にいたるまでの流れを振り返ることによって，その意味づけが行われます．さまざまな気づきを通じて，自分のストレス対処を推し進めていく力をつけていく段階です．

「看護チーム」のマネジメント：ストレスマネジメント

実践のPOINT

①職場におけるストレスマネジメント

職場における個人のメンタルヘルス不調として現れる行動には，「パフォーマンスの低下」「勤務状況の悪化」「対人関係の取り方の悪化」などがあります（**表4**）．

リーダーはチーム内各個人のこれらの行動に目を配り，メンバーのメンタルヘルスケアをサポートする役割があります．

ストレスの把握と早期発見・早期対応

メンバーのストレスに対して適切に対応するためには，そのストレッサーをできるだけ早く発見して対応することが大切です．そのために重要なのはコミュニケーションです．ストレスはメンバーとの対話のなかで，言葉だけではなく，表情や態度などからも把握することができます．日頃からメンバーとコミュニケーションをとることで，メンバーの不調な状態を早期に発見することができます．早期に発見できれば悪化する前に対応することが可能になります．

メンタルヘルスの不調と関連が認められる可能性の高いストレッサーを抱えている

表4 職場におけるメンタルヘルス不調の行動例

- 仕事の能率が落ちる
- 仕事のミスやロスが増える
- 遅刻／早退／欠勤が多くなる
- あいさつやつきあいを避けるようになり孤立する
- 他人の言動を気にする
- 態度が落ち着かずイライラする
- 口数が少なくなる／多くなる
- 考え込むようになる
- 些細なことで腹を立てたり反抗する

メンバーに対しては，注意深く様子を観察し，しばしば声をかけて，心身の健康状態を確認するとともに，リーダーだけで解決しようとせずに，専門家である院内外の産業保健スタッフ[*2]のアドバイスを受け，より適切な対応をとることが重要です．

それ以外の職場でのストレッサーや，私生活での変化や出来事を体験したメンバーに対しては，さりげなく心身の状態を尋ねるなど，無理のない範囲で注意を向けましょう．また，ストレッサーが認められなくても，勤務態度や言動に変化が見られたメンバーに対しては，必ず声をかけ心身の状態を確認しましょう．また，話を聴くときは，問題解決を目的とするのではなく，その人の気持ちに焦点をあて，否定せず，最後まで話をさえぎらずに聴きましょう．

職場環境の改善

メンタルヘルス不調者を出現させないために，職場の環境の改善を日ごろから行っておく必要があります．職場環境の改善は予防策の1つとしてとても重要なため，不調者が出現しているか否かにかかわらず，スタッフが働きやすい環境づくりを推進し，ストレスに関連する健康影響のリスクを軽減させることをふだんから心がけておくことが必要です．

業務（作業）内容や方法に関すること，職場組織に関すること，物理化学的な環境に関することは，労働者のストレスの大きな原因でもあるため，これらを整えることはリーダーにとって欠かすことはできません（表5）．

用語解説

[*2] **産業保健スタッフ**：職場の健康ニーズに対応し，健康を積極的に増進する方策を駆使し，企業の「健康文化」の創造に寄与する専門スタッフ．産業医，衛生管理者，保健師，看護師，臨床心理士，産業カウンセラー等で構成される．

表5 仕事のストレスの原因となる作業内容・職場組織および物理化学的環境

原因となる項目	原因の詳細
作業内容および方法	①仕事の負荷が大きすぎる，あるいは少なすぎる ②長時間労働である，あるいはなかなか休憩がとれない ③職場の役割や責任がはっきりしていない ④従業員の技術や技能が活用されていない ⑤繰り返しの多い単純作業ばかりである ⑥従業員に自由度や裁量権がほとんど与えられていない
職場組織	①管理者・同僚からの支援や相互の交流がない ②職場の意思決定に参加する機会がない ③昇進や将来の技術や知識の獲得について情報がない
職場の物理化学的環境	①重金属や有機溶剤などへの曝露 ②好ましくない換気，照明，騒音，温熱 ③好ましくない作業レイアウトや人間工学的環境

川上憲人ほか：職場のストレス対策第2回 職業性ストレスの健康影響．産業医学ジャーナル，22(5)：51，1999

休職の原因の明確化と影響の最小限化

　また，不調者による休職が出た場合には，その原因をつきとめることが必要です．なぜそのようなことが起きたのかを調査し，改善しなければなりません．メンバーの仕事量が適切であったか，サポートが不足していなかったか，職場の人間関係に問題はなかったかなど，本人だけでなく，部署内にある原因も探すことが必要です．職場環境に問題がある場合には，第2の不調者が出現する可能性もあるため，その改善はすみやかに行わなければなりません．

　不調者がすでにいる部署については，残ったメンバーへのケアが重要です．休職している間の業務の調整や人員の再配置の必要性などの業務のサポートだけでなく，精神的なサポートも必要です．業務に負荷がかかっているメンバーへの頻回な声かけや，大変さに対する理解を示しましょう．さらに休職者が職場復帰する際には，復帰する職場の環境整備も重要です．

　院内の産業医や産業保健スタッフとの連携，院外の休職者が受診している医療機関や相談機関との連携も必要です．復帰がうまくいかないと再度休職に入る可能性があり，そうなってしまうとより復職が困難になります．復職者を迎える周囲の理解を得られるよう，リーダーシップを発揮する必要があります．

表6 ソーシャルサポートの種類

	効果	具体的な内容
情緒的サポート	周囲の人が受容的であることで情緒が安定する	傾聴，はげまし，慰め，うなづき，笑顔での対応，見守り
情報的サポート	問題解決を間接的に支援する	相手の知りたいことを理解し，必要な知識を与える，助言，処理すべき事柄を整理し提示する，研修を行う，専門家を紹介する
道具的サポート	問題解決を直接的に支援する	グループで処理する，金銭的サポートをする，効率化のための処置をする
評価的サポート	自信が深まる，今後のことについて積極的になる	努力を評価する，ほめる，適切な人事考課（昇進や報奨金など）

②看護管理者以外のストレスに対する間接的なサポート
職場メンバーにおけるサポート

　個人のストレスを軽減させたり，なくしたりするためには，周囲からのサポートも必要です．これをソーシャルサポートといいます．職場におけるソーシャルサポートの目的は職員のメンタルヘルスを維持して組織の利益を確保するだけでなく，メンタルヘルスの向上を支援し，仕事を通して個人が自己実現に向かえるように働きかけるためでもあります．

　一般的に，ソーシャルサポートは，家族や友人，健康管理のプロなどが行いますが，仕事上のストレスをサポートするのは同僚です．看護管理者やリーダーだけでなく，部署全員でストレスへのサポートをすることが必要です．

ソーシャルサポートは部署全員で行います

　ソーシャルサポートには以下の4つがあります（表6）．
①**情緒的サポート**

　やる気を起こさせ情緒的に安定させることを目的としています．声をかける，慰める，励ます，笑顔で対応するなどていねいに対応する態度のことをいいます．
②**情報的サポート**

　問題解決に役立つ情報を与えるサポートです．同僚から悩みやストレスに関する相談を受けたときに的確な情報を与えることが，ストレッサーを取り除くのに役立つことがあります．問題を解決するための情報だけではなく，その問題について，どこに（何に）アクセスすればよいのかについての情報も効果があります．

③道具的サポート

実際に手助けするサポートです．仕事を手伝う，人員を増やす，仕事を効率的に行うための機器を導入することなどでサポートします．

④評価的サポート

仕事ぶりや業績などを適切に評価するサポートです．自分の行ったことを周囲から認められることによって自己評価が高まり，心理的にも安定しやる気も出てきます．同僚からの承認や組織の人事考課による評価によって，やる気が出ることがあります．

ソーシャルサポートの留意事項

ソーシャルサポートはタイミングや適切性が大切です．いつでもどこでも即座にサポートを提供することがよいとは限りません．本人が主体的に努力をしているときには，その動機づけを失うことになってしまうからです．ソーシャルサポートは，個人の努力がより発揮できるようにするための支えです．

また，サポートは一方的なものではありません．サポートされる人がほかの人をサポートするという，双方向のサポートシステムを部署内で作りあげる必要があります．たとえば，上司として部下をサポートする責務はありますが，部下も上司を盛り立てるようサポートすることが必要です．

メンタルヘルスのサポートはその人の現在の仕事への適応の程度に合わせて行うことが必要です．たとえば，情緒的サポートはソーシャルサポートのなかで最も基本となるサポートですが，一見，職場に適応しているようにみえても，過剰適応している場合があります．これはがんばりすぎている状態であると考えられるため，情緒的サポートとして励まし続けることは，その人にとって負担になる可能性があります．このような場合には，評価的サポートでその人のがんばっていることを認めるとともに，道具的サポートを提供することによって安心できる時間や場所を与え，情報的サポートとして，ペースを落とすことの必要性を与えることが必要です．

（太田 加世）

引用・参考文献

1) 厚生労働省：労働者の疲労蓄積度チェックリスト，2004
   https://www.mhlw.go.jp/topics/2004/06/tp0630-1.html
2) 河野友信ほか編：ストレス診療ハンドブック．第2版，メディカル・サイエンス・インターナショナル，2003
3) 産業医科大学産業生態科学研究所精神保健学研究室：チームで取り組む職場のメンタルヘルス（永田頌史ほか監），診断と治療社，2011

2 「看護チーム」のマネジメント

5 倫理的意思決定

KEY WORDS
- 倫理的ジレンマ ●看護者の倫理綱領 ●臨床倫理の4分割表
- 組織としての体制整備 ●倫理カンファレンス

　看護職として働いていると，相反する複数の事情の板挟みになり，自分の判断や行動に対して「これでよかったのか」「もっとほかの考え方があったのではないか」と，悩む場面が幾度となくあると思います．

　患者やスタッフに，真摯に向き合って感じる倫理的ジレンマに対して，看護管理者としてどうあればよいのでしょうか．正解のない「倫理」だからこそ，看護管理者としての倫理的意思決定に対する考え方を理解しておくことが必要です．

　はじめに，本項における言葉の定義を，以下に示します．

言葉の定義
　問題：事象・自分に課せられていない
　課題：取り組み・自分に課せられている・問題を解決するための手段や取り組み

看護の倫理

　「倫理」とは，人が社会の中でなんらかの行為をするときに，これは善いことか・正しいことか，と判断する際の根拠となるものです．アン・デービスの「専門職の規準」[1]では，専門職の要件の1つとして「倫理規定があること」を提言しており，看護が専門職たるためには，サービスを提供するための倫理規定を有し，その規定に従った行動が取れることが必要と示しています．

　日本看護協会の『看護者の倫理綱領』の前文では，「看護者は，看護職の免許によって看護を実践する権限を与えられた者であり，その社会的な責務を果たすため，看護の実践にあたっては，人々の生きる権利，尊厳を保つ権利，敬意のこもった看護を受ける権利，平等な看護を受ける権利などの人権を尊重することが求められる．」「病院，地域，学校，教育・研究機関，行政機関など，あらゆる場で実践を行う看護者を

表1 看護者の倫理綱領 条文

1. 看護者は，人間の生命，人間としての尊厳及び権利を尊重する．
2. 看護者は，国籍，人種・民族，宗教，信条，年齢，性別及び性的指向，社会的地位，経済的状態，ライフスタイル，健康問題の性質にかかわらず，対象となる人々に平等に看護を提供する．
3. 看護者は，対象となる人々との間に信頼関係を築き，その信頼関係に基づいて看護を提供する．
4. 看護者は，人々の知る権利及び自己決定の権利を尊重し，その権利を擁護する．
5. 看護者は，守秘義務を遵守し，個人情報の保護に努めるとともに，これを他者と共有する場合は適切な判断のもとに行う．
6. 看護者は，対象となる人々への看護が阻害されているときや危険にさらされているときは，人々を保護し安全を確保する．
7. 看護者は，自己の責任と能力を的確に認識し，実施した看護について個人としての責任をもつ．
8. 看護者は，常に，個人の責任として継続学習による能力の維持・開発に努める．
9. 看護者は，他の看護者及び保健医療福祉関係者とともに協働して看護を提供する．
10. 看護者は，より質の高い看護を行うために，看護実践，看護管理，看護教育，看護研究の望ましい基準を設定し，実施する．
11. 看護者は，研究や実践を通して，専門的知識・技術の創造と開発に努め，看護学の発展に寄与する．
12. 看護者は，より質の高い看護を行うために，看護者自身の心身の健康の保持増進に努める．
13. 看護者は，社会の人々の信頼を得るように，個人としての品行を常に高く維持する．
14. 看護者は，人々がよりよい健康を獲得していくために，環境の問題について社会と責任を共有する．
15. 看護者は，専門職組織を通じて，看護の質を高めるための制度の確立に参画し，よりよい社会づくりに貢献する．

日本看護協会ホームページ：看護者の倫理綱領 条文 より転載
https：//www.nurse.or.jp/nursing/practice/rinri/rinri.html

対象とした行動指針であり，自己の実践を振り返る際の基盤を提供するものである．」[2]と謳っています．そのため看護者は，看護実践において「何か釈然としない思い」「もやもやした気持ち」があったときには，この倫理綱領の15の条文（表1）と照らし合わせて，自分たちの思考や行動が倫理的にどうだったのか，患者にとってどのような意味を成したのかを考えます．

倫理的問題は何気ない日常の看護ケアの中に散在しており，決して特別なことではありません．そのため，リーダーや管理者が，スタッフが直面している倫理的問題に気づき，どのように導いていくかによって，部署の看護の質を左右するといっても過言ではありません．

リーダーとして倫理的問題に向き合う

倫理的ジレンマに陥る，とは「あちらを立てれば，こちらが立たず」と，相反する複数の事柄のあいだで板挟みになり，倫理的にどちらを優先すべきか悩み苦しんでいる状況をいいます．臨床で遭遇する倫理的問題は，「患者の権利を守るために，こうすればよい」と，結論が出て，その患者や家族に対して行動するだけで完結するもの

ばかりではありません．むしろ，どちらかというと組織的，制度的問題が複雑に絡み合いながら倫理的問題を生じるほうが多く，スタッフの葛藤も強いでしょう．

　たとえば，HIV感染者で終末期である患者の希望が「最期は自宅で迎えたい」で，退院調整が進んでいるケースです．患者は，自分がHIV感染者であることを家族にも第三者にも知られたくないという強い希望があります．しかし，自宅退院後に公的在宅サービスを利用する場合，支援者全体で問題を共有することが必須であり，患者が決して知られたくないHIV感染者である情報も，家族や支援者に伝えなければなりません．

　そのとき，看護者にはどのような倫理的ジレンマが起こるのでしょうか．「病名を知られたくない」「自宅で最期を迎えたい」という患者の願いを叶えるために，導入が必要な公的在宅サービス，相反する行政のルールの壁に対して，どのように考えて行動すればよいのでしょうか．

　このような倫理的問題に向き合うときに倫理的意思決定が必要となり，リーダーは意思決定プロセスにおいてリーダーシップを発揮することが求められます．

リーダーは，意思決定プロセスにおいてリーダーシップを発揮することが求められます

　関係者全員で倫理的問題に正面から向き合い，意思決定プロセスを踏んだ場合とそうでない場合とでは，結果的に同じ行動になったとしても，患者へのアプローチは違うはずです．患者の権利を尊重し，その思いに真摯に寄り添って出した結論であれば，決断に至るまでの思考プロセスを患者と共有することで，少なくとも患者は"裏切られた""わかってもらえない"と悲嘆にくれることはないのではないでしょうか．また，スタッフも倫理的問題に気づき思考を深めることができ，質の高い看護実践につながります．倫理的合意形成ができる職場づくりに組織全体で取り組むために，リーダーは高い倫理観を持つことが求められています．

4分割表を用いた意思決定プロセス

　近年，倫理的問題を認知した場合，職場では倫理カンファレンスを行うことが多くなりました．当事者が1人でジレンマに対峙するのではなく，立場や職種の違う複数の人で話し合うことは，違う価値観による意見が出て，より患者にとって最善なケアにつながる倫理課題にたどり着く可能性があります．

　効率的で効果的な倫理カンファレンスを行うためのツールの1つとして，「Jonsenらの4分割表」があります（表2）[3]．これは，対象となる事例の，問題だと思われる

表2 臨床倫理の4分割表

医学的適応（恩恵・無害性） 《治療目標の確認・回復の可能性》	患者の意向（自律性尊重） 《患者の判断力・治療の受け入れや拒否・代理決定者》
1. 診断と予後 2. 治療目標の確認 3. 医学の効用とリスク 4. 無益性（futility） ＊医学治療と看護ケアで，この患者は恩恵を受け，害を避けられるか	1. 患者の判断能力 2. インフォームドコンセント（コミュニケーションと信頼関係） 3. 治療の拒否 4. 事前の意思表示（リビング・ウィル） 5. 代理決定（患者にとって「最善の利益」とは何か） ＊倫理的・法的に許される限り，患者の選ぶ権利が尊重されているか
QOL（幸福追求） 《何が患者にとって最善か・患者が不利益を被るか》	周囲の状況（効用と公正） 《家族の問題・経済的側面・医療者側の問題》
1. QOLの定義と評価 　（身体，心理，社会的側面から） 2. 誰がどのような基準で決めるか 　・偏見の危険 　・何が患者にとって最善か 3. QOLに影響を及ぼす因子	1. 家族など他者の利益 2. 守秘義務 3. 経済的側面，公共の利益 4. 施設の方針，診療形態，研究教育 5. 法律，慣習 6. 宗教 7. その他

Jonsen ARほか著：臨床倫理4分割法．臨床倫理学 第5版 臨床医学における倫理的決定のための実践的なアプローチ（赤林朗ほか監訳）．新興医学出版社，2006 より許可を得て一部改変

事柄を整理して倫理的課題を検討するツールです．4つのカテゴリーに情報を整理し，さまざまな視点から問題を抽出して，多職種・複数の関係者間で対応策や解決策を検討します．

　先に述べたように，倫理カンファレンスで大事なことは，正解を出すことではなく，さまざまな価値観で思考し，「患者にとっての最善」についてチームとして意思決定をするプロセスを踏むことですから，カンファレンスを牽引するリーダーは，問題解決を目指す業務改善カンファレンスなどと目的や進め方を混同しないように気をつける必要があります．

組織としての体制整備

　「チャンブリスは，（中略）看護者の倫理課題の多くは道徳的苦悩であり，構造的に発生し続けると述べている．このような道徳的苦悩に対応するためには，個人の倫理的な感性を養うと同時に倫理的課題を個人の良心だけで解決するには限界があること

表3 研究会で検討した事例から導き出されたカテゴリー

《組織のメンバーとして》
・組織のルールに従う：明文化したもの・非公式のもの
・組織からの要求に応える：組織の利益を守る・業務効率をあげる・医療資源の配分
・権限を持つ人の方針に従う：看護管理者・医師
・職場での人間関係を重んじる：ほかの看護師との関係・他職種との関係

《看護師として》
・患者の権利を守る
・患者と良好な関係を築く
・患者の家族の病名をチームで共有する
・患者の家族の意向に従う
・労働者としての権利が守られる
・能力を維持・開発する

《個人として》
・人としての権利が守られる
・個人の信念が守られる

鶴若麻理：看護管理と倫理の視点からみる看護実践．臨床のジレンマ30事例を解決に導く 看護管理と倫理の考えかた（鶴若麻理，倉岡有美子編著）．p13，学研メディカル秀潤社，2014 より転載

を認め，組織の問題だととらえ直さなければならない．」[4] ということから，倫理的合意形成ができる職場にしていくためには，組織としての体制構築が必要です．つまり，組織内の倫理的問題を扱う倫理委員会やワーキンググループ，職員個々の倫理観を醸成するための教育システム，日常の倫理的問題や倫理課題を扱う職場内グループ，共通言語をもつためのツール作成と活用方法など，組織として仕組みを構築するところから始めることが重要だということです．

またスタッフは，看護者としての立場だけではなく，組織の一員として，また1人の人間個人としての立場に立って倫理的ジレンマを感じています．「看護管理と倫理の研究会」[5] で検討した事例からも，その複雑な背景をうかがい知ることができます（表3）．スタッフが感じている倫理的ジレンマがどこから来ているのかを知り，リーダーとして組織的に行うべきことを考えていくことが，倫理的合意形成ができる職場づくりにつながります．

「看護チーム」のマネジメント：倫理的意思決定

実践のPOINT

①ルーチン化している業務を疑う

　つつがなく部署運営をするために，「前からこうやってきた」「こう考えるのが当たり前」という看護実践や業務は多数存在します．たとえ明文化していなくても，部署の中で脈々と受け継がれていることもあります．倫理的問題は，日常の「当たり前」な仕事の中にたくさん存在しているということを，リーダーは自覚しましょう．

倫理的問題は，日常の「当たり前」な仕事の中にたくさん存在しています

　「"当たり前"と思ってやってきたことや，"ルーチン化した"ものは，倫理的問題を考える宝庫である．どうしてそれが当たり前なのか，なぜそれが当たり前となっていたのか，そういうことを1つひとつ考えていくと，当たり前が当たり前でないことに気づくことも多い．」[6]ということからも，リーダーは高い倫理観とともに，スタッフが行っている看護実践を倫理的思考で見ていくことが求められていることがわかります．

　言い換えれば，あまり難しく考えずに，当たり前なこと，ルーチン業務になっていることを，もう一度客観的に見つめ直してみるところから始めるとよいということです．

②倫理カンファレンスのポイント

　リーダーは，倫理カンファレンスを牽引する役割があり，主に司会者やファシリテーターとして会を進行させていくことになります．その際は，以下の手順で行うとよいでしょう．

①導入として，「倫理カンファレンスとは，患者にとって最善のケア，患者を尊重したケアは何かを考えるための意見交換の場です．答えは1つではないし，正解もありません．4つの約束（他者の意見に対して批判をしない・自分の気持ちや考えを偽りなく話す・相手の話を遮らない・自分の気持ちや考えだけを主張しない）を守り，いろいろな考え方や感じ方を共有するプロセスを大切にします．」と会の方針を説明する．

②約束事を確認する．

③事例を読み上げる．

④4分割表などに，わかっている「事実のみ」を，あまり時間をかけずに書き込む．すべてを埋める必要はない．

⑤関連するガイドラインや倫理綱領の条文に照らし合わせながら，医学的適応，患者の意向，周囲の状況，QOLの順に話し合う．

⑥倫理的問題は何かを明確にして，それぞれに対して可能な範囲で行動を決めていく．

⑦無理に解決策や対応策を出さなくてもよい．話し合いが頓挫した場合は，また日を改めたり参加者を変えたり，再度情報を整理したりして繰り返す．

⑧立場や経験年数などに関係なく，自由に意見を言える雰囲気を作り出す．

③倫理的意思決定は普遍的なものではない

倫理カンファレンスなどで話し合い検討した結果は，決して普遍的なものではありません．

人の気持ちは，些細なきっかけによって揺れ動くものです．患者の希望や意思は，いつも変わる可能性があることを念頭に置いて，事あるごとに患者の意向を確認していきましょう．また，答えのない倫理的問題だからこそ，ガイドラインや倫理綱領などに照らし合わせて深慮したとしても，常に「これでよいのか」という疑問符をもちながら患者に向き合うことが大切です．「これでよい」と思った瞬間から，私たちの意識は患者から離れていきます．

「患者に寄り添う看護」とは，倫理的問題に正面からしっかり向き合い，患者から意識を離さないことです．

（三浦 紀子）

引用文献

1) 井部俊子監：看護管理学習テキスト第3版 第3巻 人材管理論 2019年版．p6，日本看護協会出版会，2019
2) 日本看護協会ホームページ：看護者の倫理綱領．2003
   https://www.nurse.or.jp/nursing/practice/rinri/rinri.html
3) Jonsen AR ほか著：臨床倫理4分割法．臨床倫理学 第5版 臨床医学における倫理的決定のための実践的なアプローチ（赤林朗ほか監訳）．新興医学出版社，2006
4) 井部俊子監：看護管理学習テキスト第3版 第4巻 組織管理論 2019年版．p67，日本看護協会出版会，2019
5) 鶴若麻理，倉岡有美子編著：臨床のジレンマ30事例を解決に導く 看護管理と倫理の考えかた 第1版．p13，学研メディカル秀潤社，2014
6) 鶴若麻理，倉岡有美子編著：臨床のジレンマ30事例を解決に導く 看護管理と倫理の考えかた 第1版．p16，学研メディカル秀潤社，2014

参考文献

1) 井部俊子監：看護管理学習テキスト第3版 第2巻 看護サービスの質管理 2019年版．日本看護協会出版会，2019
2) 人生の最終段階における医療の普及・啓発の在り方に関する検討会：人生の最終段階における医療・ケアの決定プロセスに関するガイドライン解説編．改訂 平成30年3月
3) 第1特集 現場の倫理的ジレンマ どうサポートし，向き合うか．Nursing BUSINESS，11(9)：2017

3 「人材育成」のマネジメント

1 人材育成

KEY WORDS
- 人的資源管理
- キャリア開発
- OJT と Off-JT
- 自己啓発
- キャリアラダー

　組織における人は非常に重要な要素であり，人がいないと組織は機能しません．しかし，人の配置や労務管理をうまく行うだけでは，人が組織にとって有効に機能するとはかぎりません．そこで必要となるのが，人を育てる人材育成です．ここでは，4つのマネジメントの3つめである「人材育成」について概観します．

人材育成とは？

1. 人材育成はリーダーに期待される役割

　多くの看護職は，医療・看護の受け手である患者・利用者に対して教育的なかかわりをしているものの，スタッフを育てることに対しては苦手意識を持つ傾向にあります．しかし，リーダーや管理者に任命されると，否が応にもスタッフを育てることは役割の1つとして期待されています．なぜ，管理者が人を育てることを学ぶこと，そして人を育てることができる力をつけることが必要なのでしょうか．

　管理者がマネジメントする要素には，大きく，「人，もの，金，情報」の4つの要素があります．そのうち「人」をマネジメントすることが，人的資源管理（HRM：human resource management）です．人材育成は人的資源管理のなかに含まれる1つの機能です．「もの，金，情報」という「人」以外の3つの要素は，人によって使われ，動かされることで初めてそれらがもつ本来の意味を果たすことができます．

2. スタッフを育てる

　人材育成は，組織に雇用した人員を，組織の成長・発展のために有為な人材へと育てあげることです．それぞれの医療施設，病棟・部署，チームを成長させていく，発展させることは，よりよい看護を提供していくために欠かせないことです．人は最初から組織にとって有益な働きができるとはかぎりませんし，長くその組織にいるから

といって，役割に応じた働きができるようになるとはかぎりません．したがって，組織の目標を達成するためにも，スタッフを育てることは必要不可欠となります．

　看護職は専門職ですから，自律して育っていくことはもちろん大切ですが，組織の資源というとらえ方をすると，有益な働きができる人材となってもらうためには，育てるかかわりも必要になります．そのため，組織の規模にかかわらず，組織の管理者には，スタッフを育てること，つまり人材育成が役割の1つとして期待されます．

　人材育成は，すぐに成果が出るものばかりではありません．そのため，実施する意味を感じられることばかりではないかもしれませんが，実施することを止めてしまえば，右肩下がりに一気に組織の力が低下していくことは明らかです．

人的資源管理の対象である「人」の特徴と人材育成

1. 自由の尊重と統制のバランス

　上林[1]は，マネジメントの4つの要素である「人，もの，金，情報」において，「人」とそのほかの3要素の「もの，金，情報」には次のような違いがあると説明しています．「人」は「もの，金，情報」とは異なり喜怒哀楽の感情を持ち，また高度な思考をする主体であるということです．

　「もの，金，情報」はマネジメントする側の意向によって統制しやすいですが，「人」はそうはいきません．人には主体性があるという点から考えると，他者に指示されることばかりや拘束されるだけでは自由や自律を阻害された感覚を抱き，嫌気がさしてしまうこともあるでしょう．しかし，自由ばかりを尊重したのでは，組織がある方向性をもって進んでいくことが難しくなります．したがって組織を機能させるためには，管理者がリーダーシップを発揮して，ある程度の統制を働かせることも重要です．このバランスが人をマネジメントすることの難しさでもあり，面白さでもあるといえます．

　管理者として，組織ではどういう人材を求めているのか，その人にはどうなってほしいのかということを伝えることと，またその人自身はどうなりたいのか，そのためにはどうやって努力していこうとするのか，をともに考えていく姿勢が人材育成をしていく際には必要です．

自由の尊重と統制のバランスをとることが，人材育成のカギとなります

人材育成の方法

近年では，キャリア開発の視点から人材育成をとらえることがほとんどです（「キャリアの概念と理解」p125参照）．人材育成の方法は，狭義にはOJT（on the job training）とOff-JT（off the job training），自己啓発に分けられますが，人事制度や報酬制度，目標管理制度（MBO），ジョブローテーション制度なども入ります．ここでは，看護における人材育成の体系化の変遷とOJT，Off-JT，自己啓発についてみていくことにします．

1. 看護における人材育成の体系化の変遷

図1，図2に示すように，看護職自身が自ら学び続けること，そして組織はそれを支援する必要があることが明示されています．いまでこそ看護職に対する教育の必要性は明文化され，体系化されつつありますが，これは比較的近年のことです．現在の状況を確認したうえで，歴史的なことを概観していきましょう．

1965年にポール・ラングラン（P. Lengrand：当時のユネスコの成人教育課長）により，生涯教育の必要性が提唱されました．その10年後の1975年には国際看護師協会（ICN：International Council of Nurses）が継続教育についての宣言を出します（図3）．さらにその2年後には，ICN東京大会が開催され，継続教育の分科会がもたれました．これを契機に，日本でも看護職の継続教育への関心が高まり，日本でも「看護の継続教育」という言葉が聞きなれるようになってきました．

看護の継続教育を具現化するために，1985（昭和60）年に当時の厚生省が「看護制度検討会」を立ち上げ，1987（昭和62）年には「看護制度検討会報告書」が出されました．報告書では，看護職者の継続した教育を行うための体系化を確立すること，看護教育全体における生涯教育の位置づけについても合わせて検討する必要性が提言されました．この報告書を受けて，1990（平成2）年には「看護職員生涯教育検討会」が立ち上げられ，1992（平成4）年には「看護職員生涯教育検討会報告書」として看護職員の生涯教育の体系や内容・方法等についての方向性が示されました．

日本看護協会は職能団体として，報告書の内容を医療現場で実現させていくために2000（平成12）年には「継続教育の基準」を提示し，2012（平成24）年にはver.2を作成，2013（平成25）年にはそれぞれの現場で継続教育の基準をより活用しやすくするための「活用のためのガイド」を作成しています（これらは，日本看護協会のホー

> 「8.看護者は，常に，個人の責任として継続学習による能力の維持・開発に努める.」
>
> 　看護者には，科学や医療の進歩ならびに社会的価値の変化にともない多様化する人々の健康上のニーズに対応していくために，高い教養とともに高度な専門的能力が要求される．このような要求に応えるべく，計画的にたゆみなく専門職業人としての研鑽に励み，能力の維持・開発に努めることは，看護者自らの責任ならびに責務である．
>
> 　日本看護協会は継続教育の基準を提示するとともに，様々な継続教育のプログラムを実施している．看護者は，自施設の現任教育のプログラムの他に，都道府県看護協会が開催する研修，専門分野の学会・研究会，及び各種研修などの継続学習の機会を積極的に活用し，専門職業人としての自己研鑽に努める．

図1　「看護者の倫理綱領」における看護職の継続教育の必要性

日本看護協会：看護者の倫理綱領，2003 より転載
https://www.nurse.or.jp/home/publication/pdf/rinri/code_of_ethics.pdf

> 　看護における継続教育とは，看護の専門職として常に最善のケアを提供するために必要な知識，技術，態度の向上を促すための学習を支援する活動である．継続教育は，看護基礎教育での学習を基盤とし，体系的に計画された学習や個々人が自律的に積み重ねる学習，研究活動を通じた学習などさまざまな形態をとる学習を支援するように計画されるものである．

図2　「継続教育の基準 ver.2」における看護職の継続教育

日本看護協会：継続教育の基準 ver.2，2012 より転載
https://www.nurse.or.jp/nursing/education/keizoku/pdf/keizoku-ver2.pdf

> 「科学，技術，社会の急速な変化をてらしあわせ，安全かつ効果的な看護を保証するため，継続教育の重要性をICNは認識するものである．継続教育は看護サービスのニーズに応えるとともに，看護の発展，すなわち進歩する実践についての最新の知識の習得，専門化および地位の向上のためにも必要である．継続教育は，広範囲の教育活動，たとえば自己学習，現任教育，正式の卒後教育，大学院の学術的研究を含むものである．それはすべての看護職員に利用される必要があり，へき地に働く者にも届くような適当な媒介は考えられなければならない．適切な進学に対しては，認知，昇格等によって認められるべきである．継続教育は，看護協会，政府および保健機関の協力のもとに看護または一般教育システムのなかで展開，施行されなければならない．ICNは，継続教育が国の制度として始められ，推進され発展されるよう会員協会が必要に応じ指導力となるよう要請するものである．」

（国際看護師協会＜会員協会代表者会議＞において採択される）

図3　ICNによる継続教育に関する宣言

ムページからダウンロードできます．https://www.nurse.or.jp/nursing/education/keizoku/index.html）．

このように，看護職には看護基礎教育での学びだけで終わるのではなく，継続的にかつ体系的に能力を高めていくことが求められ，環境整備も推進されてきました．現場における人材育成も，こうした生涯学習体系のなかに位置づいています．

2．OJTとは

OJT（on the job training）は，上司あるいは先輩と一緒に仕事をしながら，仕事のプロセスやポイントなど，業務遂行する上で必要な力を付けていくことです．職場の先輩のやり方を見て覚えるというインフォーマルなものから，体系化されたフォーマルなものまでさまざまな訓練が含まれます．

計画的なOJTは「日常の業務につきながら行われる教育訓練のことをいい，教育訓練に関する計画書を作成するなどして，教育担当者，対象者，期間，内容等を具体的に定めて段階的・継続的に実施すること」[2]と定義されています．新人看護職員の教育においても，仕事の場において1年間をかけてどのように育成するかという計画を持つ組織が多くあり，それに基づいて教育が展開されているでしょう．

しかし，すべてのOJTがこのように計画的に実施できるわけではありません．計画されている内容以外でも，仕事をする中で，わからないこと，できないこと，今体験してもらいたいことなどが生じると，教えたり，体験してもらう必要性が生じて展開されることが多くあるのがOJTの現状でしょう．

教える側にとっては，当初予定していた計画とは異なる時期や内容で教えることが求められるため，教える難しさも伴いますが，学ぶ側にとっては学ぶ必要性のある内容と教えられる内容や時期が一致しています．つまり仕事内容と密着しているという点で非常に効果的な学習の機会となり，重要です．そのため，現場にいる管理者やリーダー，先輩は常に教える機会があるかもしれないということを認識すること，そして教える場面では教育的なかかわりができることが期待されます．

3．Off-JTとは

Off-JT（off the job training）は，職場を離れて行われる訓練や研修を意味し，階層別研修，専門別研修，課題別研修に分けられます．階層別研修は，新入職者研修，管理者研修など，組織内の一定の階層に属する従業員に求められる知識や能力の習得に関する研修です．たとえば新人看護職員のみを集めて行う集合研修もこの種類です

表1 OJTとOff-JTの比較

	OJT	Off-JT（集合研修）
研修ニーズ	・個人の研修ニーズに対応した目標を設定できる ・ニーズの把握が容易	・研修ニーズの同一の者を集めるので研修目標の設定が容易である
適用内容	・個別的特殊的内容を教育できる ・業務に密着した実践的知識・技能の啓発に適している ・後継者育成に効果的である	・原則的・基準的・体系的知識，技能等の習得に適している ・高度な専門的知識，技能の習得に適している ・研修員を一定水準までレベルアップするのに効果的である ・組織の枠を超えた視野の拡大や幅広い価値観に触れることができる
実施方法等	・研修機会が日常的に得られる ・反復実施が可能である ・上司の率先垂範のもとに行い得る ・時間的，場所的制約がない ・フォローアップしやすい	・職務を離れているので研修に専念できる ・効果的なカリキュラムを組める ・有能な指導者を得やすい ・多数の者を効率的に研修できる
効果	・結果が直接業務の向上につながる ・職場を通じて実際的に習得するので研修の歩どまりが高い ・能力向上の結果がわかりやすい ・態度変容，行動改善に効果がある	・相互啓発が可能となり，視野の拡大や自分の欠点の確認等に効果的である ・全体的レベルアップが可能である ・必要な知識等を早く周知させ得る
付随効果	・上司と部下との相互理解・信頼関係に役立つ ・教育的職場風土の醸成に効果的である	・他部門の者との人間関係の緊密化に役立つ ・連帯感・一体感の醸成に効果がある

川端大二：研修管理．研修基礎講座No4 研修管理，p58．産業労働調査所，1985より転載

し，部署で行われる勉強会などもここに位置づけることが可能です．

Off-JTは，事前に内容や方法を計画して実施できるという点や，一度に多くの対象者に対して同じ内容を伝えることができるため，効率的に研修を進めやすいという特徴があります．一方で，学ぶ側が学ぶ内容に興味や関心を抱きづらかったり，学ぶ必要性を感じられない場合には，効果が激減してしまいます．そのため，効果的な教育計画の立案や実施，評価，また動機づけ等に関する知識を得ておくことが大切です．

4. OJTとOff-JTの特徴

表1を参考にしながら，その違いをみていきましょう．

学ぶ側のニーズという点では，OJTのほうが個別への対応が容易です．とくに新人や異動者の場合，個人によって基礎教育での学習経験や技術の習得度，理解度が異なることは多くあるでしょう．それを一律の育成計画によって育てようとしてもうまくいきません．むしろ，その人が組織のなかで有益な人材として成長していくために

は，個々に合わせた指導が欠かせません．ここにOJTの難しさもありますが，成長していく姿を見ることは育てる側にとっても喜びとなります．

　実施方法の特徴では，次のような点があげられます．OJTの場合は日常的に指導することが可能であることや，フォローアップをしやすいという点です．教えたことが新人に理解されているのか，定着したのかを業務遂行の状況と照らし合わせて把握することができ，次の指導（OJT）につなげることが可能です．

　一方，Off-JTでは，職務を離れているため研修に専念できるという特徴があります．OJTが行われる現場は，新人にとって緊張を伴う場であることが多くあり，緊張のあまり先輩の指導内容がスムーズに伝わらない場合もありますが，現場を離れてリラックスした環境の中で学びが深まることや，同じ立場の者同士で学ぶことで得られる副次的な効果もあります．

OJTとOff-JTの両方を活かすことが大切です

　Off-JTのほうがOJTよりも体系的に伝えることができるため，体系的に教えるという点では，学ぶ側としては教えられた内容が整理されて理解しやすいという特徴もあるでしょう．そのため，OJT，Off-JT両方の特徴を理解し，それぞれの特徴を活かしながら人材育成を展開していくことが必要です．

5. 自己啓発とは

　自己啓発とは自律的に能力開発をしていくことです．部署の決められた勉強会や院内の研修に，他者に勧められて参加することだけが学習ではありません．たとえば，自ら進んで専門書やインターネットを通じて学ぶこと，自主的に院内外の研修会・勉強会に参加すること，などはこの一環です．

　看護職は専門職です．専門職には自律（autonomy）と責任の双方を兼ね備えていることが求められます．「看護者の倫理綱領」にも「8. 看護者は，常に，個人の責任として継続学習による能力の維持・開発に努める．」[3]とあるように，自己の能力を高めるためには，他者に依存するばかりではなく，自ら規範を作りそれに従って自分で学びを進めていくことが求められます．したがって基本的にはスタッフの自律性を尊重したかかわりが求められますが，管理者としてできることには，スタッフが能力を高めたいと思う環境を創造すること，学びたいというスタッフの意欲を動機づけること，学ぼうという欲求を押しつぶすことなく機会をとらえてかかわることがあります．

6. 教育手法を組み合わせる必要性

　スタッフを育成するときには，どれか1つの教育手法に頼るのではなく，それぞれをうまく使いわけて，個々のスタッフの能力開発の援助をしていくことが必要です．

　「新人看護職員研修ガイドライン」にも，「現場での教育，集合研修，自己学習を適切な形で組み合わせる．講義形式のものに関しては，通信教育やe-ラーニング研修などのITを活用した方法もある．また，Off-JT→OJT，OJT→Off-JTのスパイラル学習は効果があると言われていることから，Off-JTとOJTは研修目標に合わせて組み合わせることが適当である」[4]と示されているように，集合研修にばかり依存した方法，OJTにだけ任せた方法，自己研鑽にのみ任せる方法，このように1つの手法にのみ依存したり過度に期待するだけでは，組織が期待する人材を育成するには不十分です．

　そのため，人材育成を効果的に進めるためには，Off-JTとOJTが連動しあうようなしくみづくりが欠かせないことはいうまでもありません．

キャリアの概念と理解

1. キャリアの定義

　キャリアという言葉を聞いて，どのようなことをイメージするでしょうか．多くの方は「キャリアアップ」をイメージされるようです．たとえば，組織のなかで主任や師長になること，進学をして認定看護師や専門看護師の資格を得ることなどは，キャリアと直結して考えやすいようです．

　しかし，キャリアとはラテン語のcarraria（馬車などの乗り物のとおり道＝轍）が語源ともいわれています．そのため，その人の足跡がどのようなものであったか，またどのような足跡としていくか，ということを意味しており，アップするということだけではないことがわかりますし，"これから先のこと"，だけではなく"これまでどうであったのか"という過去を意味していることもわかります．

　広辞苑では「①（職業・生涯）の経歴，②専門的技能を要する職業についていること，③国家公務員試験一種試験合格者で，本庁に採用されている者の俗称　キャリア組」[5]と記載されています．心理学事典では「個人の経歴あるいは相互に関連をもつ一連の経験を表現するものとして多用される．個人が一生涯にわたって歩む職業，職務の連鎖や軌跡，職業経歴を示す．個々人が職業的な自己実現をさせていく過程としてとらえられる」[6]と記されています．

キャリアとは，自己実現の方向性を考えていく大切なものです

このように考えると，キャリアは誰もが有しているものであること，そして歩んできた足跡でもあると考えるとどのようなキャリアであってもその人にとっては大切な足跡であり，そしてそこから自分の考え方や価値観，傾向を改めて知ることができることがわかります．そしてそれをふまえ，この先自己実現に向けてどのように歩んでいくのか，その方向性を考えていく大切なものであるといえるのです．

2. キャリア発達とキャリア開発

英語では両方とも career development です．キャリア発達という言葉は，生涯にわたるキャリア行動の理論的研究であり，とくに「個人がキャリアを発達させていく過程の心理的メカニズム」に焦点をあてていると説明されるように，個人がどのようにキャリアを発達させていくかという点に主眼を置いているといえます．

一方，キャリア開発は，キャリア支援の実践家に役立つ介入行動（方策）に焦点をあてているといわれます[7]．したがって，キャリア開発によって個人のキャリア発達が進展していくといえますが，キャリア開発が組織にとっても個人にとっても意味のあるものとなるためには，個人がどのようなキャリア発達を遂げるのかということについての理解が不可欠となります．

3. キャリアに関する理論

キャリアに関しては多くの理論がありますが，ここでは代表的なものを紹介します．

個人の発達に関する理論としては，エリクソンのライフサイクル論があげられます．エリクソンは，生涯にわたる人間の成熟のあり方を説き，それぞれの発達期における心理的―社会的危機を克服しつづけることで成熟が進んでいくという考え方を示しています．

組織心理学者のホール（Hall, D. T.）は，キャリアを昇進，専門職，生涯を通じた職務の連続，生涯を通じた役割に関する経験の連続の4つに分類しています．そして，仕事に関する個人の経験の連続であること，個人の行動と態度から構成されていることを示し，一時点の出来事ではなくプロセスであることを指摘しています．キャリアの定義を振り返ってみても，"プロセス"という考え方は重要ですし，成功や失敗という意味合いもそこには含まれていません．もしもキャリアにおける成功や失敗を評価するとしたら，それはその人自身が，「自分のキャリアはどうだったのか」というように自分のキャリアを振り返るなかで意味づけることのみがそれにあたるでしょう．

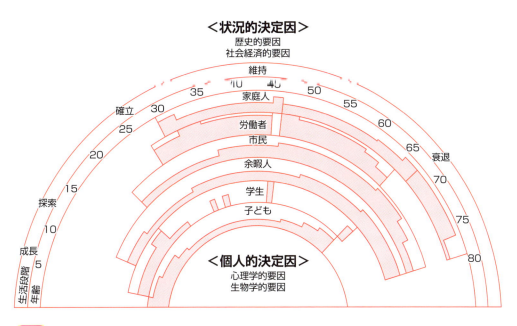

図4　ライフキャリアレインボー

Super DE：A life-span, life-space approach to career development. Career choice and development：Applying contemporary theories to practice, 2nd ed（D. Brown et al Eds）, Jossey-Bass, 1990

　スーパー（Super, D. E.）は，ライフキャリアレインボー（図4）で有名です．スーパーの考えは，個人の生涯を長期的にとらえ，生活史が職業の連鎖関係に注目することが有効であるとしている点です．

　シャイン（Schein, E. H.）は，キャリアサイクルの諸次元として3次元モデルを示しています（図5）．1つ目は階層の次元に沿って垂直的に移動していくことです．たとえば，昇進することがこれにあたります．2つ目は，職能ないし技術の次元に沿って水平的に移動することです．たとえば，手術室→消化器外科病棟→呼吸器内科病棟，のようにそれぞれ必要とされる専門職能が異なる部署間を移動することがこれにあたります．この場合，職位は変わりません．

　3つ目が部内者化または中心性という次元の移動です．たとえば，ある人が同じ場で経験を積み，その部署で必要とされる技能にも熟達していくことで，周囲からの信頼も得て，よりその部署の中心的なメンバーとなっていくことです．垂直的次元での移動は，管理職等になっていくことがほとんどですので，人数的にもかぎられますが，個人にとって垂直的次元での成長

キャリアの方向性は垂直方向だけではなく，多様です

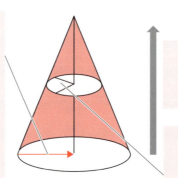

図5 キャリアの3次元モデル

Schien EH : The individual, the organization, and the career : A conceptual Scheme, Journal of Applied Behavioval Science 7 : 401-426, 1971を参考に筆者作成

だけではなく，いまいる場所での力を高めることで組織の核の方向に向かっていく成長は，とどまることなく可能であることがわかります．こうしたキャリアの移動もキャリア発達の1つの方向性です．

4. 組織と個人の要求の調和

　キャリアはその人個人のものですが，個人の能力を伸ばす目的は，組織の目標を達成するためでもあります．そのように考えると，個人，組織双方がともに利益を得るよう，それぞれの要求を調和させていくこと，また調和させるよう探求することが必要です．

組織と個人の要求を調和させることが大切

どちらか一方の要求だけが主張されても，調和はうまくいきません．個人の要求が強ければ組織として機能しづらくなり，組織の要求が強ければ個人がつぶれてしまうということがあり得ます．だからこそ調和が必要となります．調和がはかれることで，組織・個人の双方に利益がもたらされます（図6）．

5. 管理者が自己のキャリアを自覚する必要性

　リーダーや管理者には，1人ひとりの部下の能力を引き出し，育てていくことが求められますが，そのためには，部下の長所や短所をよく理解すること，本人が自分自身について適切に理解するように促し，長所を伸ばし，短所を改めるように行動する

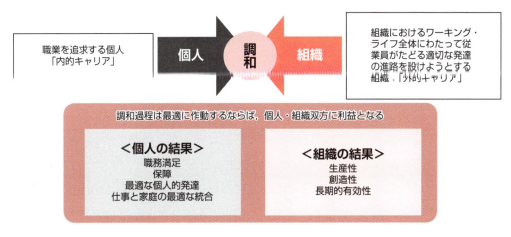

図6　個人と組織の調和

ことを支援することによってスタッフのキャリア発達を支援することが求められます．

　その一方でもう1つ大切なことがあります．**それは管理者が自分のキャリアについて自覚することです**．シャインは「自己洞察がほかの人たちをどう管理するかへの洞察に先行しなければならない．HRPD（人間資源の計画と開発）にかかわる管理者は，ほかの人たちがキャリアを計画しあるいは管理するのを助けることについてはっきりと考えることができるようになる前に，まず自分自身を1人の全的な人間として理解しなければならない」[8]と述べ，他者の支援をする前に自分自身を理解することの重要性を説いています．

　私たちには仕事だけではなく自分の生活や家族などがありますし，年代によっても直面する課題が異なることは多くの方が経験していると思います．また，仕事に対する価値観も人によってさまざまです．リーダーや管理者になると，スタッフには意欲的な姿を期待しがちですが，常にそのような状況でいられるわけではなく停滞しているように見えるときもあるでしょう．

　スタッフ個々の状態を理解し支援をするには，リーダーや管理者が自ら歩んできたキャリアにおいてどのようなことがあったのか，そのときどのように自らが決めてきたのか（決めなかったのか），周囲からのどのような支援があったのか（なかったのか）などを振り返っておくことが，スタッフ1人ひとりを理解する手がかりになりますし，他者を支援する際のヒントを得ることにもなります．

6. 人材育成とキャリアラダー

　ラダー（ladder）は梯子を意味します．日本看護協会は看護師のクリニカルラダーを示しています．近年では，看護職のキャリアとしては臨床家だけではなく管理者や教育者，在宅等にも活躍の場はあるという視点から，クリニカル（臨床実践）という用語だけではなく，キャリアラダーという用語を用いる施設が増えています．

　組織としてはキャリアラダーを用いることで，どのような能力を持ったスタッフがいるのかを知り，配置計画や育成計画に活かすことができます．スタッフにとっては，自身がいまの段階でどのような能力を身につけることが組織から期待されているのかを知る1つの手段になります．また，この先のキャリアとしてはどのような能力をつけ，発揮することが期待されているのか，つまりキャリアの方向性の1つを知ることができます．

　そのため，スタッフにとっては自分が築いてきたキャリアだけではなく，今後どのようなキャリアを歩んでいきたいのかという道筋をイメージすることができるとともに，どのようにそれらの能力を高めていけばよいのかという手段を具体的に考えることにつながるのです．したがって，研修もそれぞれのラダーで求められる能力を身につけるための内容が整備されているか，過不足はないかを見極めたり，また能力を高める研修にはこういうものがある，とスタッフに提示することでキャリア発達を支援することができます．

　こうした意味から考えると，ただ評価のために活用したり，ラダーを上げていくために研修への参加を勧めるのではなく，スタッフが自分の強みや伸ばしていくことが必要な能力を自覚し，他者と共通理解することをとおしてキャリア開発をしていくための手段として活用することが望まれます．

「人材育成」のマネジメント：人材育成
実践のPOINT

①人材育成
育成したい姿とスタッフの現状分析

　人材育成のためにはどのような視点を持つことが必要でしょうか．林[9]は，3点あげています．1つ目は「育成すべき課題」，2つ目は「育成像」，3つ目は「どのレベルまでどのようなスケジュールでどのようにして育成するか」です．

　広く考えてみると，「この部署ではどのような人材が必要か（育成像）」，「そのよう

な人材となるためには，どのような力をつけることが必要か（育成すべき課題）」，「育成すべき課題は，いつまでにクリアされたらよいのか（いつまでに），そしてどのような教育手法で（どのように）育てるのか」を考えることが重要です．

　育成すべき課題は，新人では，2年目では，中堅では，というように層によっても，役割によっても異なるでしょう．また，個人による違いもあるはずですから，その点を考慮して，ていねいに分析していきましょう．

Off-JTとOJTの連動

　Off-JTとOJTは自然に連動するわけではありません．連動しないことによって困るのは，育成される側であったり，現場で育成する人です．新人教育の場合では，新人看護職員や実地指導者が困ることになります．そのため，部署やチームのリーダーには，Off-JTで何が行われたのか，どのような方法で行われたのか，参加したスタッフはどのような成果を得たのか，について情報収集をして，指導する側（実地指導者）に伝え，連動させることが必要です．

　また，チームがOff-JTで学習してきたことを発揮できる環境になっているのかを見極めること，発揮できそうもない環境であれば変えていくことも大切です．たとえば，「その方法だと手間がかかるから，現場ではその手順はとばしてやったほうがよい」と指導する先輩が部署にいたとします．そうすると新人はOff-JTで学習したことを発揮することができません．こうした先輩の姿を新人や実地指導者が見ていたとしても，新人や実地指導者が先輩に「その方法では間違っています」とはなかなか言いづらいものです．したがって，環境を整えることもリーダーの大切な役割となります．

OJTで主にかかわるスタッフの支援

　OJTが多く用いられる新人教育の場合，実地指導者に任されることもあるでしょう．しかし，実地指導者の多くは若手の看護師であるため，自分自身の指導のみならず，実践にもまだ不安を抱えていることが少なくありません．そのため，実地指導者のみに委ねるのは人材育成としては無理があります．

　「新人看護職員研修ガイドライン」でも新人看護職員を支える体制が図示されましたが，これは新人を育成する実地指導者にも支援が必要であることが示されたものといえますし，組織全体で育成することの重要性も説明されています．そのため，リーダーは実地指導者が指導で困っていないか，迷っていないかを確認し，指導について共に考えていくことも大切です．また，実地指導者以外のスタッフの得意なところを

発見し，そのスタッフに新人指導（OJT）を依頼することも求められる役割でしょう．

②キャリア開発

スタッフのよいところ，伸ばす課題をともに考える

　所属している施設のキャリアラダーを理解することは，まず大事なことです．なぜならば，組織におけるキャリアの方向性を示しているものともいえるからです．その方向性に向かって，人材育成をしていくのが求められている役割の1つです．

　それをもとにして，1人ひとりのスタッフのよいところ，強みなどを発見していくことが必要です．人はとかく自分では長所短所がみえづらいものですし，漠然と気づいていてもはっきりと自覚していないこともあります．その場合には，他者からのともに考える支援は，自らのキャリアを振り返ると同時に，自分が何を目指しているのか，目指している姿に到達するためにはどうしたらよいのかを考える重要なかかわりになります．

スタッフの自己決定性を活かす

　それぞれのスタッフがキャリアについても自分で決める力を持っていることを信じ，それを引き出すかかわりが必要です．その一方で，私たちは組織に属していますので，組織側の期待や考えを伝えることも重要です．

　そこで大切になるのは，対話です．互いが自己開示をしながら，互いを認め合っていくことこそが，個を活かし，さらに組織も発展させていくためには不可欠です．だからこそ，リーダーや管理者がコミュニケーションスキルを身につけることは，非常に役立ちます．

（西田　朋子）

引用・参考文献

1) 上林憲雄：人的資源管理論．日本労働研究雑誌，621：38-41，2012
2) 宗方比佐子：組織のキャリア発達支援．産業・組織心理学ハンドブック（産業・組織心理学会編），p76-79，丸善，2009
3) 日本看護協会：看護者の倫理綱領．2003
4) 厚生労働省：研修方法．新人看護職員研修ガイドライン，改訂版，p16，2014
5) 新村出編：キャリア．広辞苑．第6版，p710，岩波書店，2008
6) 中島義明編：キャリア・ディベロップメント．心理学辞典，p172-173，有斐閣，1995
7) 川崎友嗣：キャリア．組織行動の社会心理学（田尾雅夫編），北大路書房，p52-63，2001
8) エドガー・H.シャイン：キャリア・ダイナミクス（二村敏子ほか訳），p14，白桃書房，1991
9) 林伸二：人材育成原理．p1-4，白桃書房，2005

3 「人材育成」のマネジメント

2 成人教育

KEY WORDS
- 成人教育
- ペダゴジーとアンドラゴジー
- コルブの経験学習サイクルモデル

　看護現場での人材育成は,「おとな」を対象とした成人教育です．**教育には，子どもへの教育をもとに発展した「ペダゴジー」とおとなへの教育をもとに発展した「アンドラゴジー」があります．**ここでは，アンドラゴジーを活かした人材育成のあり方を考えます．

成人教育とは？

1. ペダゴジーとアンドラゴジー

　教育が体系化され始めたころ，学習や学習者の特性に対する考え方には，ペダゴジー（pedagogy）があるのみでした．これはギリシャ語のpaid（子どもを意味する）とagogus（指導を意味する）からきた言葉で，子どもを教育する技術と科学を意味します．

　成人というと日本では20歳以上を想像しがちですが，いわゆるおとなを対象とした考え方ですので，ここからは「おとな」という言葉を使って説明を進めます．

　成人教育が体系化されはじめたのは，1920年代以降ですが，おとなを教える教師はペダゴジー的モデルでおとなを教えるだけではうまくいかないと問題点を感じるようになりました．その後，ペダゴジーから離れた教育の方法が現れたり，おとなの学習者の内面で何が起きているのかという探求や知識の蓄積がされるようになりました．こうした議論がされ始めた1960年代頃，ペダゴジーと対比させて議論していくために，「アンドラゴジー」という言葉が用いられるようになりました．

　アンドラゴジーを論じている人としては，ノールズ（M. Knowles）が有名です．ノールズは『成人教育の現代的実践（The modern practice of adult education）』という著書を執筆しました．その副題の変化をみてみると，1970年の著書では「Andragogy versus Pedagogy」として両者は対立するものとみなしています．ところが1980年の

表1 成人学習者の特徴

学習者の概念	自己決定的でありたいという深い心理的ニーズを持っている
学習者の経験の役割	経験の蓄えは，自分自身および他者にとってのいっそう豊かな学習資源となる
学習へのレディネス	現実生活の課題や問題によりうまく対処しうる学習の必要性を実感したとき，つまり社会的役割の発達課題に向けられていく
学習への方向づけ	今日得たあらゆる知識や技能を，明日をより効果的に生きるように応用できるように望む

改訂版では「From Pedagogy to Andragogy」と，ペダゴジーからアンドラゴジーへというように両者は連続したものとしてとらえるような副題へと変化させています．

成人教育という言葉を聞くと，おとなにはペダゴジー，子どもにはアンドラゴジーは意味をなさないのではないかととらえがちですが，決してそうではありません．「ペダゴジーの考え方が現実的な場合はいつでも，学習者の年齢に関係なく，ペダゴジー的な考えがふさわしいであろうし，逆もまたそうであろう」[1]とあるように，どのような対象にかかわる場合においても，両方の考え方を知っていること，そして適切に活用することが人を育てていくうえでは有用です．

近年では，スタッフの背景も多様になっていますし，これからもこの傾向はいっそう強くなるでしょう．看護職の経験年数が上の人が必ずしも年齢が上とは限りませんし，看護職以外の職業や学習経験があるスタッフもいます．こうした状況において，成人学習を理解してスタッフにかかわり育てていくことはこれからますます重要になります．

2. 成人学習者の特徴

それでは，成人学習者には一般的にどのような特徴があるのでしょうか．ノールズの考え方を基に説明を進めます（表1）．説明を読み進めながら，皆さんが「学ぶ必要性を感じた」り「学びたいと感じた」とき，「どのように学びたいか」を思い出してください．それらがまさに成人学習者の特徴の一端であるといえます．

ノールズは，学習者の概念，学習者の経験の役割，学習へのレディネス，学習への方向づけの4項目について，ペダゴジーとアンドラゴジーを比較しながら説明しています．

❶学習者の概念

1つ目の学習者の概念では，「成長するにつれて依存的状態から自己決定性が増大

おとなには「自分で物事を決めていきたい」というニーズがあります

する．特定の過渡的状況では依存的であるかもしれないが，一般的には自己決定的でありたいという深い心理的ニーズを持っている」[2] と述べています．つまりおとなは，自分で物事を決めていきたいということです．私たちはおとなであっても「教育」という名のついた諸活動に身を置いた瞬間，「教えてもらう」ことを期待し，自分で決めることをしない場合があります．また，初めて体験する役割や内容，場においては教えてもらいたいと思うこともあるでしょう．これがノールズの説明する過渡的状況の1つです．

とくに新人の場合は，教えられる場に身を置いていた期間が長いため，一見主体性が乏しく，教えてもらうことに依存しているようにも見えます．しかし，新人であってもほかのスタッフであっても，これまでの学習経験によって依存的になりやすいことはあったとしても，**基本的には自己決定的である**という特徴を理解しておくことが大切です．

❷学習者の経験の役割

2つ目の学習者の経験の役割では，「人間は，成長・発達するにつれて，経験の蓄えを蓄積するようになるが，これは，自分自身および他者にとってのいっそう豊かな学習資源となるのである．さらに，人々は，受動的に受け取った学習よりも，経験から得た学習によりいっそうの意味を付与する」[3] とあります．おとなは仕事でも私生活でも日々，さまざまな経験をし，それが自分の中に蓄積されていきますが，その経験こそがおとなの学習者にとっては学ぶときの材料になるということを意味します．

ところが，ノールズが「成人は多くの固定した思考の習癖やパターンを有しており，この点ではあまり開放的ではない」[4] と述べているように，おとなにとって経験は重要な学習資源である一方で，経験が邪魔をするときもあります．そのため経験の解凍，つまりその人がこれまで行ってきた経験そのものや付随する考えや価値観などをときほぐしていくことが重要です．

❸学習へのレディネス

3つ目の学習へのレディネス（準備状態）では，「現実生活の課題や問題によりうまく対処しうる学習の必要性を実感したときに，人びとは何かを学習しようとする」[5] と説明されています．つまり，何かに直面したり，いま以上にうまく立ち向かうことが必要なことに遭遇した場合に，学習への準備が整うのです．裏を返せば，必要性を感じなければ，学習という営みには向かっていかないということでしょう．

❹学習への方向づけ

4つ目の学習への方向づけでは「学習者は，教育を，自分の生活上の可能性を十分に開くようなちからを高めていくプロセスとしてみる．彼らは，今日得たあらゆる知識や技能を，明日をより効果的に生きるように応用できるように望む」[b]と述べられています．学習したことを時間的な見通しにおいて，あとになってから活用したり応用できるというよりは，すぐに活用できるような課題達成中心的なものに変化していきます．

現場で人材育成をするときには，OJTであってもOff-JTであっても，これらの考え方を参考にした雰囲気づくりやかかわり方，企画をすることで，期待している効果が得られるしょう．

> 現場での人材教育には，成人学習者の4つの特徴が参考になります

3. 成人学習者の学び方

おとなの学習にとって特徴的なことは，ノールズも述べていたように「経験」が大きな役割を果たすということです．経験を中心に据えて学習論を展開したのが，コルブ（D. A. Kolb）です．

コルブは，自らの学習論を「経験学習論」とよびました．そして，学習プロセスにおいて経験が中心的な役割を果たすこととし，経験に基盤を置く連続的変換的プロセスと定義しています．コルブは学習には，「具体的経験」「省察的観察」「抽象的概念化」「実践的試み」の4つの要素があるとし（図1），学習サイクルは必ず具体的経験から始まるとしています．

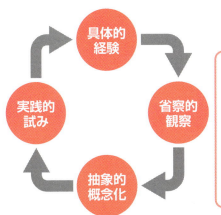

図1　コルブの経験学習サイクルモデル

学校での学びやこれから実践することなどは，抽象的概念から学び始めることが多いと思いますが，現場に出ると，そこに身を置いていること自体が経験につながるため，抽象的概念として学んだこと以上の学びをすることにつながります．しかし，経験自体がすぐに学びに直結するかというとそういうわけではありません．そのとき経験していることは，時間の経過とともにその人の上をするすると流れていきます．そこで経験を学びにつなげていくためには，省察（リフレクション）が必要となるわけです．

「人材育成」のマネジメント：成人教育
実践のPOINT

①スタッフ個々の経験を大事にする

　どのスタッフにも蓄積してきた経験はあります．量や質はさまざまですが，その人にとっては貴重なものですから，否定することは好ましくありません．また学習という点で考えると，本人が学ぶ必要性を感じられるようにかかわることも大切です（「成人学習者の特徴」p135参照）．このように考えると，ピンチのとき，ミスをしたとき，新たな業務が生じたとき，役割が付与されたときは，人にとって学ぶチャンスとなりますから，タイミングを逃さないかかわりも必要です．また，相手の状況を見極めて新たな業務を付与することも，学びという点では大切になります．

②これまでの経験にしばられている人へのかかわり

　学習者の経験の役割で説明したように，経験があればあるほどその経験が邪魔をするときも少なからずあります．おとなは経験によってアイデンティティを形成していきますので，これまでの経験が否定されることは自らが脅かされることにもつながります．しかし，リーダーや管理者としては，どうにかしてこのチームや部署でのやり方などで仕事をしてほしいと思うため，両者の間には葛藤が生じます．

　経験にしばられて，いまいる場所でのやり方や新しいことを吸収しようとしないように「見える」のには，その人なりのわけがあるはずです．わざわざ「見える」と書いたのには理由があります．本当は新しいことを吸収したいのかもしれませんが，経験のある人は年齢が上のことも多く，プライドも高くなっていることもあるでしょう．そうした背景から，他者に聞くことができなくなっているのかもしれません．また，年齢を重ねると新しいことを覚えるのは若いときのようにはいかず，面倒な気持

ちや情けない気持ちを抱いているのかもしれません．

　しかし，経験にしばられている理由は本人と話してみないとわからないこともあるでしょう．だからこそ，リーダーや管理者には，こちらの期待や要求のみを伝えるのではなく，なぜその人がこれまでの経験にしばられるのかを一緒に紐解いていくかかわりが求められます．そうすることで，彼らがこれまでの経験を活かしながら，新しいことを吸収したり，いまここで経験していることを学びに転換していったりする可能性も生まれます．

　そしてまた，リーダーや管理者も自らやチーム・部署がどのような経験にしばられているかときほぐしていくことが大切です．

③学ぶ内容と職務を結びつけられるような理解を促す

　本人が自覚しているときには学ぶ必要性を感じやすいですが，研修や勉強会，また管理者が期待しているだけで言語化して相手に伝えられていない場合などは，意味のある学びにつながりません．

　そこで必要なのは，職務と研修内容がどのように関連しているのか，どうしてこれを学ぶことが，ここで働いていくときには必要なのかを言葉にして伝えること，そして相手がその必要性について納得できたかどうかを確認することが大切です．

（西田 朋子）

引用・参考文献

1) マルカム・ノールズ：成人教育の現代的実践　ペダゴジーからアンドラゴジーへ（堀薫夫ほか訳），p38, 鳳書房，2002
2) 前掲1），p39
3) 前掲1），p39
4) 前掲1），p50
5) 前掲1），p39
6) 前掲1），p39

3 「人材育成」のマネジメント

3 新人教育

KEY WORDS
- 新人教育
- 新人看護職員研修ガイドライン
- 職業社会化と組織社会化
- 役割理論
- リアリティ・ショック

　成人教育に続いて，ここでは新人教育について知っておきたい考え方や実践のポイントを紹介します．

新人を育てる意味

　新人を育てる意味は大きく3つあると考えます．

　1つ目は，看護基礎教育を終えて看護師免許を取得しても十分な看護実践能力はまだ備わっていないため，基礎教育での学びを基盤として臨床実践能力を拡大していくことが必要だからです．基礎教育でも実習をはじめさまざまな学習を重ねますが，数の面からいえば臨床で働くようになってから経験する場数は大きく違います．

　2つ目は，新しい組織で働くということは，その組織やチームの決まりを知り，実践につなげることが必要ですが，それを習得するために育てていく必要があります．

　3つ目に看護師，看護職を自分の職業として自分の中に取り込み，その中で自己の可能性を切り拓き，看護職としてのキャリア発達を支援していくうえで必要です．

新人教育の動向

　看護職の継続教育が体系化されてからは，とくに新人看護職員に対する教育は各施設で充実してきました．ところが，以前よりも基礎教育と継続教育とのギャップが問題とされ，新人看護職員の早期離職や医療安全の確保の問題が生じてきました．これまでも，それぞれの施設では新人看護職員に対する研修は実施されてきましたが，毎年新人が入職しないところや数が少ない施設や部署では，何を目標にしてどのように新人を育成したらよいのか，悩むケースもありました．

　就職する施設や部署によって，看護師としての一歩を歩み出す新人看護職員の教育

表1 「保健師助産師看護師法」における新人看護職員研修に関する条文

保健師助産師看護師法	第二十八条の二　保健師，助産師，看護師及び准看護師は，免許を受けた後も，臨床研修その他の研修（保健師等再教育研修及び准看護師再教育研修を除く）を受け，その資質の向上を図るように努めなければならない．

表2 「看護師等の人材確保の促進に関する法律」における新人看護職員研修に関する条文

第3条	厚生労働大臣及び文部科学大臣（文部科学大臣にあっては，次項第2号に掲げる事項に限る）は，看護師等の確保を促進するための措置に関する基本的な指針（以下「基本指針」という）を定めなければならない． 　2　基本指針に定める事項は，次のとおりとする． 　　四　研修等による看護師等の資質の向上に関する事項
第4条	国は，看護師等の養成，研修等による資質の向上及び就業の促進並びに病院等に勤務する看護師等の処遇の改善その他看護師等の確保の促進のために必要な財政上及び金融上の措置その他の措置を講ずるよう努めなければならない．
第5条	病院等の開設者等は，病院等に勤務する看護師等が適切な処遇の下で，その専門知識と技能を向上させ，かつ，これを看護業務に十分に発揮できるよう，病院等に勤務する看護師等の処遇の改善，新たに業務に従事する看護師等に対する臨床研修その他の研修の実施，看護師等が自ら研修を受ける機会を確保できるようにするために必要な配慮その他の措置を講ずるよう努めなければならない．
第6条	看護師等は，保健医療の重要な担い手としての自覚の下に，高度化し，かつ，多様化する国民の保健医療サービスへの需要に対応し，研修を受ける等自ら進んでその能力の開発及び向上を図るとともに，自信と誇りを持ってこれを看護業務に発揮するよう努めなければならない．

（下線は筆者による）

に格差が出てしまうことは，新人看護職員のその後のキャリア形成にも少なからず影響があります．そこで臨床実践能力育成の点からもキャリア形成の点からも新人看護職員の育成に関しては，国をあげて検討を進める必要性が確認されました．

　こうした背景をもとにして複数の検討会が厚生労働省等で年月をかけて行われ，2010（平成22）年4月から新人看護職員研修制度が努力義務化しました．努力義務化にあたっては，「保健師助産師看護師法」と「看護師等の人材確保の促進に関する法律」が改正されています（表1，2）．また，臨床実践能力を高めるための新人看護職員研修の実施内容や方法，普及方策について検討し，実施に移すために厚生労働省からは「新人看護職員研修ガイドライン」が出され，2014（平成26）年2月には改訂版が提示されました．

　ガイドラインが提示されたことで，どの施設に就職した新人であっても1年以内に到達を目指す項目が明らかになったこと，また組織全体で新人看護職員を支える体制が示されたことは大きな意義がありました．さらに，都道府県によっては申請が受理

された場合，税金で賄われている新人看護職員研修事業費補助金の交付を受けることができ，現場での教育に活用することができるようになりました．また，地域医療介護総合確保基金の医療・介護従事者の確保に関する事業に新人看護職員研修体制支援事業も組み込まれ，国費が活用されています．

新人教育と社会化

1．社会化の定義

　ヴァン・マーネンとシャインは，社会化について「個人が組織での役割を果たすために必要な社会的知識，技術を獲得するプロセス」[1]と述べています．また，心理学事典[2]では，社会化について次のように説明されています．

　「社会化とは，きわめて広い範囲の行動の可能性をもって生まれたはずの個人が，その所属する文化・社会の基準にしたがって，慣習的な，受容可能な，はるかに狭い範囲の行動を現実に発達させていく全過程をいう．個人がある手段の効果的な成員となるためには，その集団で必要とされる知識，技能，態度，価値，動機，傾向性，行動などを漸次獲得し，その社会集団において一定の許容範囲内の行動様式を示すようにしなくてはならないが，そうした過程をさす．社会化は，社会と個人との双方の水準で進行する過程である」

　これらの定義から，社会化は個人が所属する文化や社会で必要とされる知識，技能，行動などを習得する過程であること，社会がどのようにして個人をそのメンバーとして作りあげていくかという過程，つまりプロセスそのものであるということがわかります．医療施設で考えていくと，個人にとっては，就職した病院という組織，部署という組織，チームという組織で必要とされる知識や態度，技能を身につけていくこととなりますし，組織側（病院・部署・チーム）にとっては，個人が組織で機能していくために，メンバーとして受け入れ，そこで必要とされる知識，技能，態度を身につけていくための支援をするプロセスであるというわけです．

　このように考えてみると，**新人にかぎらずに社会化は，個人がキャリアの境界を超える際すべての人に起こるものだといえます**．たとえば，リーダーという役割を任されたことにより，その役割を果たすためにリーダーに必要とされる知識や技能を身につけていく過程も社会化となります．ですから，どの役割を担う人においても社会化は必要な概念になります．しかし，**とくに新人にとって社会化は重要な概念になります**．

> とくに新人にとって「社会化」は重要

2. 新人に必要な社会化

　看護職に就いたばかりの新人の場合，社会化のなかでも，「職業社会化」と「組織社会化」の2点を考慮しておくことが必要です．他施設で看護職の経験がある場合には「組織社会化」を念頭に置いておくとよいでしょう．

❶ 職業社会化

　1つ目は職業社会化（occupational socialization）です．職業社会化は，職業に従事する上で必要とされる知識や技術を習得し，それぞれの地位に伴う役割を遂行するために制度化された行動様式や価値を内面化する過程です．このように考えると，看護職の場合，学校において看護技術を学び，根拠となる知識や理論なども学び，実習も行うため，職業社会化は看護基礎教育の時点から始まっているといえます．

　しかし，新人はよく「学生時代のように患者とゆっくり向き合う時間がない．本当に患者に提供したい看護ができない．私は看護師に向いていないのではないか」と看護師という職業を自分の中に取り込むことができない場合も少なからずあります．人によってその程度には差はあると思いますが，職業社会化がうまくいかないと，「看護師という仕事を辞める」という選択をすることにもなりかねません．

❷ 組織社会化

　2つ目の社会化は，組織社会化（organizational socialization）です．これは，組織に加入し，自分のなすべき行動，果たすべき役割，どうふるまうことが適切なのかという組織の価値観を身につけていくプロセスです．チャオら[3]は個人が組織内での特定の役割に自分自身を適応させていくための，学習内容とプロセスとを説明し，組織社会化には6つの次元があると述べています（図1）．

　新人が組織に参入するときの課題として説明される言葉は「リアリティ・ショック（reality shock）」です．新しい組織に対する期待は，必ずしも現実の組織内での生活とは一致しないため，新人は期待と現実との不一致（ギャップ）に出会います．これがリアリティ・ショックです．新人看護職のリアリティ・ショックにはどのようなものがあるでしょうか．勝原ら[4]は，「新人看護師のリアリティ・ショックの実態と類型化の試み」という論文で，医療専門職のイメージと実際のギャップ，看護・医療への期待と現実の看護・医療とのギャップ，組織に所属することへの漠然とした考えと現実の所属感とのギャップ，大学教育での学びと臨床実践で求められている実践方法とのギャップ，という結果を出しています（図2）．

　社会化をうまく完了するためには，新人看護職員が看護という仕事や組織になじもうとする努力，組織メンバーとして認められるための努力をすることも大切です．一

パフォーマンスの進歩	・仕事に含まれる課題をどの程度学ぶか
人間関係	・他のメンバーたちと有効で確かな仕事のうえでの関係をどの程度確立するか
政治	・公私にわたる仕事上の人間関係，組織内での権力構造に関する情報をどの程度入手できるか
言語	・職業に関する専門用語，所属集団に特有の略語，俗語，内輪の仲間言葉に関する知識をどの程度学ぶことができるか
組織の目標と価値観	・組織の持つ目標や価値観をどの程度理解することができるか
歴史	・組織の伝統，習慣等を含む組織の歴史的なことをどの程度理解できるか

図1 チャオらによる組織社会化の6つの次元

Chao G et al : Organizational socialization : Its content and consequences. Journal of Applied Psychology, 79(5) : 730-743, 1994

方で，組織側としても新人看護職員が社会化を進めていけるような支援が必要です．

3. 組織社会化における個人と組織にとっての問い

　組織社会化が進んでいくプロセスでは，個人にも組織にも問いが生じます．それはどういった問いでしょうか．個人にとっての問いは，その仕事は自分自身を試す機会はあるか，自分は価値があるとみなされるか，自分の個性および本来の姿を保持できるか，バランスのとれた生活をすることができるか，学習し成長するか，組織メンバーになれば，自己イメージが高まるか，というものです．

　一方組織にとっての問いは，その新人はわれわれの組織に適合するだろうか，その新人は，コツを学び貢献することができるか，その新人は学習し成長するだろうか，というものです．新人看護職員として，その組織への社会化を終える時点まで，双方の問いは続きます．

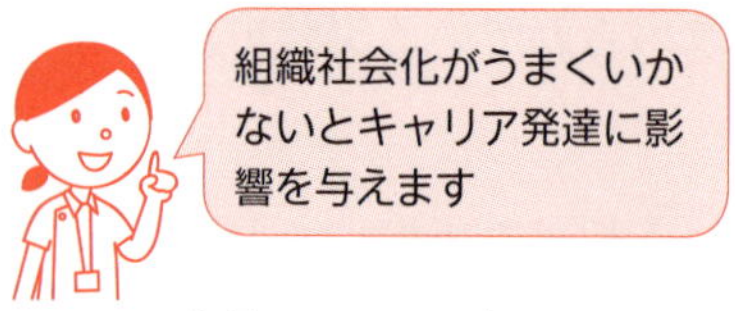

　組織社会化における諸課題が解決されない場合，辞職，モチベーションの喪失，キャリアの初期に無能さを発見しそこなうこと，キャリア後期に必要となるものと違う価値および態度の学習と

> 組織社会化がうまくいかないとキャリア発達に影響を与えます

	医療専門職のイメージと実際のギャップ	看護・医療への期待と現実の看護・医療とのギャップ	組織に所属することへの漠然とした考えと現実の所属感とのギャップ	大学教育での学びと臨床実践で求められている実践方法とのギャップ
学生時代	A病院は一番いい医療をしている	看護の魅力は，患者の一番近くにいられること	人間関係が一番不安かな	大学の実習では患者の尊厳が強調されていた
就職後	こうなりたくないという人ばかりいるので，何を望めばいいかわからない	技術や処置に追われて，全然患者さんをみられない．話も聞けない	「この人とこの人は仲良くしているけど，実はあの人のことが嫌いなんだ……」とか見えてきてショック	現場では意識のない患者さんにタメ口や幼児言葉を使っている……

	予想される臨床指導と現実の指導とのギャップ	覚悟している仕事とそれ以上にきびしい仕事とのギャップ	自己イメージと現実の自分とのギャップ
学生時代	厳しくても，熱く指導してくれる先輩と出会いたい	忙殺されて，余裕がなくなってしまうのではないかという不安	実習で比較的仕事がこなせていた
就職後	何かミスがあると，すぐに私のせいにされることがある．弁解が面倒なので，自分が当事者でなくても，すみませんということがある	夜勤のときに仕事が重なって，回っても，回っても終わりが来なくて息苦しくなった．そのときは本当に仕事が嫌だと思った．その次の準夜も忙しくて，本当に限界だと思ってぼろぼろ病棟で泣いた	もうちょっと自分は動ける人間かな，と思っていたけど，よく考えたら点滴のミキシングもやったことなかったし，まして，筋肉注射とか，静脈注射とかもやったことない．意外とできないことが山のようにあって，あー使えないな，自分は，って思った

図2　新人看護師のリアリティ・ショック

勝原裕美子ほか：新人看護師のリアリティ・ショックの実態と類型化の試み．日本看護管理学会誌，9（1）：30-37，2005 を元に筆者作成

いう問題が起きるとされています．したがって**組織社会化がうまくいかないと，看護職としてのキャリア発達が阻害される可能性が高い**と考えることができます．

役割理論と新人教育

　杉浦[5]は「役割（roles）は組織メンバーの判断や行動を決定づけ，個々人のアイデンティティを形成する．中でも職場においては，部署が担う業務内容および責任範囲とその中における個々人の職位が公式かつ明示的に定まっているため，個人には明確な役割が付与される．職業上の役割は人々の職場での行動を決定づける要因となるが，仕事をするとは役割を演じることであると換言することも可能である」と説明しています．

　役割は，人間行動を社会構造の中に位置づけて説明するための概念です．"〜として"という言葉によって役割は説明されます．たとえば，病院という社会においては「看護師としてA病院で働いています」となりますし，部署という社会においては「主任としてB部署で働いています」，家庭という社会においては「親として〜」という具合です．私たちはさまざまな社会に属して生活をしていますが，それぞれの社会において，役割を担っています．私たちは，所属するさまざまな社会のなかで与えられたり，認識している役割を演じ，遂行する存在であるといえます．そして，その役割を担うことによって，社会のなかでの居場所をつくりあげていくことができます．すなわち，アイデンティティを獲得していくことができる重要な概念です．

　したがって，新人に対してもどのような役割を担ってもらいたいのか明確にし，伝えることが大切です．

「人材育成」のマネジメント：新人教育
実践のPOINT

①チームで働いていくために，必要な能力を伝え理解してもらう

　たとえば，自分の業務が終わっても，先輩が多忙で物品の片付けまで手が回っていないときには，新人が先輩の手助けをするなど，新人にもそのときにできる新人なりの役割があります．まずはそれを部署やチームで確認しあうことが大切です．行動レベルで考えていくと，育成しやすいでしょう．そしてそれを新人にも伝えることです．これは就職当初に一度に説明しても忘れてしまいがちです．そのため適切な時期に，教える側と教えられる側で確認しあうことが大切です．

　たとえば，1か月目や3か月目，6か月目……など部署によって，こうした会が催

されていると思います．新人は周りと自分を比べて，「まだ先輩のようにできない」と落ち込むことも少なくありませんが，「新人のあなたに期待していることはこういうことである」ということを双方が理解しあうことで，新人は自分が身につける能力をはっきりと自覚することが可能になります．

②どの部分の能力を伸ばすと社会化が進むかともに考える

期待されていることが明確になると，いまの自分の現状と期待されている姿との差をより実感しやすくなります．実感することで，努力も進むことでしょう．

（西田 朋子）

引用・参考文献

1) Van Maanen, J. & E. H. Schein：Toward of theory of organizational socialization. Research in Organizational Behavior, 1：209-264, 1979
2) 藤永保編：新版 心理学事典．p388，平凡社，1981
3) Chao G et al：Organizational socialization：Its content and consequences. Journal of Applied Psychology, 79(5)：730-743, 1994
4) 勝原裕美子ほか：新人看護師のリアリティ・ショックの実態と類型化の試み．日本看護管理学会誌，9(1)：30-37，2005
5) 杉浦正和：役割理論の諸概念と職場におけるロール・コンピテンシー．早稲田国際経営研究，44：15-29，2013

3 「人材育成」のマネジメント

4 動機づけ

KEY WORDS
- 外発的動機づけと内発的動機づけ
- 動機づけ理論
- モチベーションマネジメント
- 面談での動機づけ

　人材育成には，本人のやる気を出させること（動機づけ・モチベーション）が重要になります．動機づけに関する理論は多く，ここでは代表的な理論を概観し，1人ひとりのモチベーションを高め維持する「モチベーションマネジメント」の考え方を紹介します．

動機づけとは？

　「やる気＝動機づけ（モチベーション，図1）」の語源は，ラテン語で「Movere（英語：Move）」です．「何かを求めて動かす」という意味があります．動機づけとは，なんらかの目標とするものがあり，それに向けて行動を立ち上げ，方向づけ，支える力のことをいいます．ここでいう「行動を立ち上げる力」とは，欲しい気持ち（動因）と欲しい気持ちを満たすもの（誘因）の両方がそろったときに起こる意欲です．つまり，動機づけは気持ちと目標の両方がないと起こらないものといえます．
　動機づけには，外発的動機づけと内発的動機づけがあります．この外発的動機づけと内発的動機づけに，コンテント理論[*1]とプロセス理論[*2]を組み合わせて動機づけを分類したものが図2です．

1. 外発的動機づけと内発的動機づけ

　アメリカの心理学者エドワード・L・デシ（Edward L. Deci）は内発的理論と外発的理論の関係性に焦点をあてた理論を提唱しました．

用語解説
[*1] **コンテント理論**：やる気の源は何かを明らかにした理論
[*2] **プロセス理論**：人のやる気が起こるメカニズムを明らかにした理論

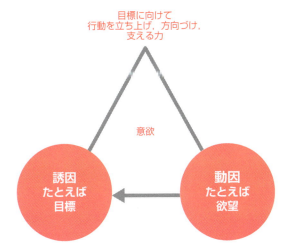

図1 動機づけ

池田光ほか：図解 きほんからわかる「モチベーション」理論，p9，イースト・プレス，2008を参考に筆者作成

	内発的動機づけ	外発的動機づけ
プロセス理論	③ 内的なメカニズム（心の中からやる気を出す）	① 職場環境からの働きかけ（人事システム）
コンテント理論	④ 内側の欲求（達成感，有能感）	② 職場環境からのアメとムチ（ほめる，昇給）

図2 「動機づけ」の分類

池田光ほか：図解 きほんからわかる「モチベーション」理論，p11，イースト・プレス，2008を参考に筆者作成

❶外発的動機づけ

　外発的動機づけとは，自分以外の人や環境からの刺激で起こるやる気のことをいいます．賃金や休暇，昇進や賞与などでアメとムチの「アメ」になるようなものです．たとえば，仕事で成果を出せば給与が上がる（アメ）ということは逆にいえば，仕事で成果が出せなければ給与は上がらない，もしくは下がる（ムチ）ということです．

外発的動機づけは人を統制することにほかなりません．メンバーのやる気を高めるために，外発的動機づけとして給料や昇進などの，外からのご褒美を与えることは一定の効果はありますが，そこには限界があることが証明されています．

❷内発的動機づけ

デシは，人が3つの喜びを感じるとき，内発的に動機づけられると主張しています．内発的な動機づけとは，自分の内側から起こるやる気です．そして，3つの喜びとは「自分で選択する喜び（自律性）」「自分が有能であると感じる喜び（有能感）」「仲間と一緒に物事に取り組んでいると感じる喜び（関係性）」です．仕事に対するやりがいや，使命感，達成意欲などがこれに該当します．

①自律性

自分で選択する喜びとは，「この仕事は自分で決めた」と自己決定することです．仕事を「言われたからやる」という状態は自己決定ではありません．また，仕事をやらされていると感じているときには，指示をしても押し付けられたと感じるだけで効果が出ないものです．このような場合には，メンバーが自ら行動を決めるように働きかける必要があります．

内発的な動機づけと喜びは関連する

②有能感

自分が有能であると感じる喜びは「自分ならできる」「この仕事はできそうだ」という自信を育てます．たとえば，成功体験の少ないメンバーは，有能感を感じることができないために，仕事に対して消極的になりがちです．このような場合には，日々の業務の中ですこしずつ自信が持てるように支援することが必要です．

③関係性

メンバーは「師長はわかってくれる」「同僚は自分を認めてくれる」「話を聴いてくれる」と思えたときに，自分の意見を話そうとするものです．メンバーが安心感を抱けるようにリーダーが日頃から働きかけることで，メンバーそれぞれの意見を言いやすい雰囲気が部署全体に広がります．こうした雰囲気のなかで自分の意見を言い，リーダーやほかのメンバーがそれを受け入れることによって，その人は仕事に対して積極的に取り組めるようになり，仲間と一緒に仕事がしたいと思うようになります．

デシは実験から，面白がってやっていた行為がなんらかの報酬をもらうための手段だとみなされてしまうと，もともともっていた内発的な興味が失われてしまうという結果を得ました．これを「アンダーマイニング効果」といいます．

デシは，初めから内発的に動機づけられている人に対しては，外発的な報酬を与え

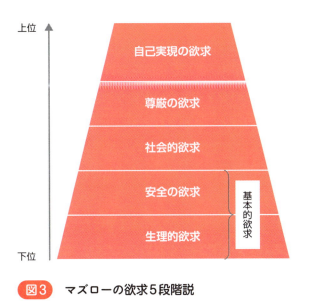

図3　マズローの欲求5段階説

てアンダーマイニング効果を招くことは控えるべきであると考えました．しかし，どうしても内発的に動機づけられない人に対しては，最初は外発的な報酬を与えながら，徐々に内面からやる気がわきおこるよう，プロセスをサポートしていくことが必要であると述べています．

動機づけ理論

　動機づけに関する理論は，「プロセス理論」と「コンテント理論」に分類できます．前者には，「動因理論」「期待理論」「公平理論」「目標設定理論」や「選択理論」「フロー理論」などがあります．後者は，「欲求5段階説」「2要因理論（動機づけ・衛生理論）」「達成欲求理論」などです．

1．5段階欲求理論

　欲求5段階説（図3）は，モチベーション理論のなかでも代表的なモデルで，モチベーションの理論を検討する際には必ずといってよいほど登場します．アメリカの心理学者であるマズロー（Abraham H. Maslow）は，人間の欲求を5つの階層に分けました．それは下位から順に，生理的欲求，安全の欲求，社会的欲求，尊厳の欲求，自己実現の欲求で，下位位置の欲求が満たされると，より上位の欲求を満たそうとするための行動をとるという仮説をマズローは立てました．

「生理的欲求」とは，人が生きるうえで不可欠な欲求です．「空腹なので何か食べたい」といった人間が本来生きるために備わっている欲求を示します．

「安全の欲求」とは，安全や安定した状態を求めて，危険を回避したいという欲求です．将来にわたって自分の身を守りたいという物理的欲求と，未来への不安から身を守りたいといった心理的欲求に区別されます．

「社会的欲求」とは，友情や愛情を得るために集団に帰属したいという，所属と愛情の欲求です．他人とかかわりたい，同じようにしたいという帰属欲求と他人や家族から愛されたいという愛情欲求があります．

「尊厳の欲求」とは，自尊心や他者からの承認を得たいという欲求です．自分のことをまわりから認められたい，社会から認められたい，地位や名誉が欲しいといった欲求です．

「自己実現の欲求」とは，自分の資質や能力を発揮して達成感を得たい，自己成長したい，自己発展したいと願う欲求です．この欲求がマズローの中核的な概念といえます．

現在では，マズローが唱えたように下位から上位階層へは順に進んでいくというよりも，同時に複数の欲求を持ち合わせながら上位階層に進んでいくと考えられています．

2．2要因理論（動機づけ・衛生理論）

アメリカの臨床心理学者フレデリック・ハーズバーグ（F. Herzberg）は，人間は2つの欲求を持っているという2元論を提唱しました．1つは「衛生要因」で，意欲を減退させない，不快を回避したいという欲求を要因としたものです．もう1つは「動機づけ要因」で，人間として成長し自己実現したいという欲求を要因としたものです．

衛生要因とは仕事における環境要因で，たとえば会社の管理体制のあり方や給与，人間関係，作業環境などのことをいいます．動機づけ要因とは，仕事における意欲要因で，達成，承認，仕事そのもの，責任と権限委譲，昇進などがあげられます．

この2つの欲求を独立した要因に分類したうえで，ハーズバーグは次のような結論を出しました．

①衛生要因が満たされていないと人は不満足を感じる．しかし，これが満たされたからといって必ずしもやる気が引き起こされるわけではない．
②動機づけ要因は，満たされていなくても人は不満足にはならないが，これが満たされるとやる気へとつながっていく．

この2つの要因がもたらす効果には明らかな違いがあり，これらの要因は互いに独立しているとハーズバーグはいいます．つまり，給与，人間関係，作業環境などのような衛生要因が満たされていないと人間は不満を感じるため，まずこれらの要因を満たすことがやる気を起こす前提になります．しかし，これらを継続的に満たしても，やる気になるわけではありません．人をやる気にさせるには，仕事そのものに関する達成，承認，責任と権限委譲という，動機づけ要因を満たしていくことが必要です．

3．X理論・Y理論

　アメリカの行動科学者であるダグラス・マグレガー（Douglas M. McGregor）によって提唱されたモチベーション理論です．人間に対する本質的な見方を対比させたもので，2つの理論は正反対の考え方をしています．

　X理論とは，人間は本来仕事をすることが嫌いであり，強制や命令をしないと働かないという考え方です．またY理論とは，仕事をすることはあたりまえのことであり，人間の本性である．自ら設定した目標に対しては，それを達成して得る報酬次第で積極的に働くという考え方です．X理論に基づいたマネジメントは「アメとムチ」による管理法であり，Y理論に基づいたマネジメントは人間の高次の欲求を満たすものとして，マグレガーはその重要性を主張しました．

4．公平理論

　行動心理学者のアダムス（J. S. Adams）が提唱し，グッドマン＆フリードマンなどが検証研究を行って発展させた理論（図4）です．人は他者と接することで相手を理解し，自分を理解することができる生き物です．そして他者と交わることで自分自身を知ったり，自分の立場や役割を決めようとします．**他者と比較して，自分は公平に評価されているかということを，その人自身がどうとらえたかによって，モチベーションに影響が出てくるという理論です**．つまり，職務に関する労力とそこから得られる報酬とのバランスについて自分と他者とを比較して，公平だと評価することが動機づけになるというものです．

5．目標設定理論

　アメリカの心理学者エドウィン・A・ロック（Edwin A. Locke）が提唱した理論で，**目標設定のしかたによって人間のモチベーションは左右される**という考え方です．

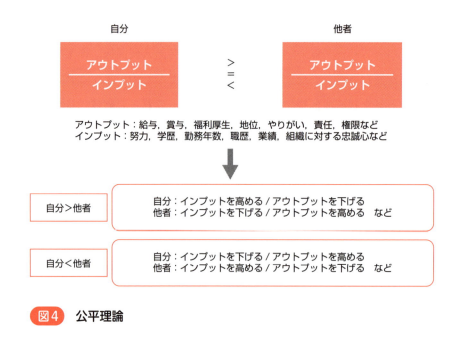

図4　公平理論

　設定された目標に対して本人がこれを受け入れた場合は，それが困難な目標であるほど，個人のパフォーマンスや仕事の意欲が向上します．そして，明確な目標であるほど個人のパフォーマンスやモチベーションは向上するとロックは主張しています．

　この理論で大切なことは，「その目標を本人自身が受け入れている場合にかぎる」ということです．押しつけられた目標では，その人のモチベーションの向上は望めません．

6. 期待理論

　期待理論は，心理学者であるヴィクター・ヴルーム（Victor H. Vroom）が提唱し，ポーター＆ローラーによってさらに研究されました．やる気はそれをやったらどれだけよいことがあるのかという「魅力」と，「これならがんばれそうだ」という「期待」をどれだけ持てるかに大きく影響されるという理論です．ここでいう「期待」とは，職務遂行の努力がなんらかの個人的報酬につながるであろうということであり，「魅力」とはその報酬に対してもつ，その人の主観的価値です．その報酬となるものは，本人が望むこと（もの）でなければなりません．これを方程式で表現すると「やる気＝期待×魅力」になります．この方程式は3つの構成要素の掛け算であるため，少なくとも1つの要素がゼロに近ければモチベーションもゼロに近くなります．

　目標そのものの魅力や，目標に対する期待が大きくなったときに，やる気が生まれ

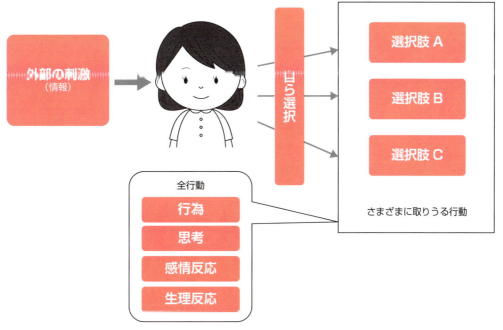

図5 選択理論

ることを意味します．

7．選択理論

　アメリカの精神科医であるウィリアム・グラッサー（William Glasser）がカウンセリングの実践に適用できるものとして「コントロール理論」を再構築した理論（図5）です．

　選択理論における前提となる人間観は，人間の行動には目的があり，その行動は外的刺激によって誘発されるのではなく，内側から起こってくるものであるという考え方です．人は外部の刺激に直接反応する（外的コントロール）のではなく，刺激を1つの情報としてインプットし，自らの判断のもとに，さまざまにとりうる行動（＝全行動）を選択（＝内的コントロール）します．

　この全行動は，行為・思考・感情反応・生理反応の4つから構成されています．これらの行動は自らが選んだものであり，自らとる行動はすべて自己責任のもとに行われます．

　人間が全行動を選択するのは「基本的欲求」と「願望」を満たすためです．「基本的欲求」とは，すべての人間がもっており，愛・所属欲求，力・価値の欲求，楽しみの欲求，自由の欲求，生存の欲求で構成されています．また，「願望」とはその基本

的欲求を満たすためのイメージ像，または手段です．この願望が明確でかつ満たされていないときにフラストレーションを感じ，何とかしようとしてモチベーションが高まるとされています．

8. フロー理論

　1970年代，当時シカゴ大学の心理学科教授であったミハイ・チクセントミハイ（Mihaly Csikszentmihalyi）が提唱した，**人間はフロー状態にあるときに最大の能力を発揮する**という理論です．フロー状態とは内発的報酬が最大限に得られる状態のことをいいます．誰でも大好きなことを行っているときは，時間を忘れて夢中になります．この時間を忘れて夢中になった状態をフローといいます．

　フロー理論における内発的報酬とは，充実感・達成感・その対象自体に対する楽しみなど，自分の内側から自然に沸き起こるものです．この内発的報酬が人を集中させたり，没頭させたり，高揚感を保たせることで，人は自分のもつ最大の能力を発揮して取り組むことができるとチクセントミハイは主張しています．

モチベーションマネジメント

1. やる気を出させる

　部署を構成する1人ひとりのやる気が低ければ，チーム全体のやる気が高まるはずはありません．そのためには，**メンバーである各個人が，自分の力に自信を持つことが必要です**．自信を持つことで，周囲とのコミュニケーションが増え，仕事が円滑に進み，成果を出すことができます．成果を出すことができると，仕事にやりがいを感じるようになります．その結果として，チームに対する見方も肯定的になってきます．さらに各自のチームに対する肯定的な見方は，全体の活力につながります．全体の活力はより各自の仕事への意欲を高め，さらに高い目標に対して前向きに取り組むようになります．

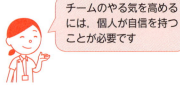
チームのやる気を高めるには，個人が自信を持つことが必要です

　たとえば，選択理論は物事のとらえ方や考え方を変えることで自分自身のやる気を出すメカニズムを説明しています．リーダーが直接的にメンバーのやる気を出させるのではなく，自信が持てるよう手助けをし，自らやる気を出すよう支援することが大切です．

　それには，以下のような要素を満たすことが必要となります．

❶ メンバーとのコミュニケーションを通して信頼関係をつくる

　信頼関係をつくることによって，部署がチームとしてまとまります．そして，信頼関係に基づくコミュニケーションが，質の高いサービスの提供を支えます．質の高いサービスを提供したことによる患者からの賞賛や，病院経営への寄与は，仕事そのものへの達成感や充実感となり，メンバーのやる気は高まります．看護管理者は部署の信頼関係を築くことによって，部署運営の基盤を固めることが必須です．

❷ 部署への帰属意識を高める

　集団の凝集性を高めることはチームケアを行ううえで有用です．凝集性は帰属意識の高さに比例します．帰属意識とはその集団の一員であるという意識です．メンバーのやる気が高まることで，この部署で働きたい，メンバーと一緒に働きたいと思い，部署のまとまりはますますよくなります．ただしリーダーは，凝集性が高いチームに起こりやすいデメリットである社会的手抜き，集団的浅慮等が起こらないよう，視野を広くもち，公平な立場で全体を把握するよう努めなければなりません．

❸ 成功体験を作り，達成感と自信を持たせる

　メンバー自身の経験が少ないため，未経験のことばかりで成果が出ないということは往々にしてあります．当然ですが，成功体験が少なく，仕事において達成感を味わったことが少なければ，自信がないままに仕事をしていることになり，仕事に対するやる気が起こるはずもありません．リーダーはそのようなメンバーに対して，できることとできないことを明確にして，できないことを補うサポートをしていきます．まずは小さな成功体験をつくることからはじめ，それらの達成感を積み重ねることで自信が持てるように指導していきます．

❹ 環境を整える

　物理的に物が不足している場合には，それらを補い，無駄な動線などがあれば，それを変更することによって，仕事を効率よく行うことができます．効率が上がれば，本当にやりたいことに時間がとれるようになり，やる気も起こってきます．

❺ 目標を設定し，共有する

　目標がないということは，目的地が明確でないまま旅行をするようなものです．何を目指しているのかがわからなければ，漫然と日々の仕事をこなすだけになってしまい，やる気は起こりません．目標は，背伸びをして手が届くくらいの難しいことがよいとされています．

　リーダーは自分の言葉で，チームの目標を具体的に伝えます．何のためにどんな行動をし，それによってメンバーにどのようなメリットがあるのかをわかりやすく説明

します．1回で理解してもらおうと期待せず，繰り返し伝えましょう．繰り返すことで徐々に浸透します．さらにメンバーへの期待も伝えましょう．信頼しているリーダーからの期待は，メンバーのやる気を引き出します．

ときには目標についてメンバー自らに考えさせ，発言させることも大切です．メンバー全員で「自分たちの仕事の目的は何か」「自分たちの仕事が患者や病院にとってどのような意味があるのか」「病院で働くことが社会にとってどのような意味があるのか」「部署で仕事をすることの意義」について考えるための，時間と場を設けるという方法があります．それぞれの体験や考えを共有することで理解が深まれば，チームの一体感につながり，やる気が起こってくるものです．

❻ **責任と権限を委譲**

リーダーがメンバーに仕事を振り分けることによって，リーダーは自分の本来やるべきことに集中することができます．仕事を任されたメンバーにとっても，成長できる機会になります．誰にどんな仕事を任せるかは，教育的な配慮が必要であり，メンバーをどれだけ理解しているかが問われます．

2. 目的による動機づけ

看護管理者の目的によって，メンバーの動機づけは違ってきます．ハーバード・ビジネス・スクールの教授であるジョン・P・コッター（John P. Kotter）は，組織の活動を現状のまま維持させたいのか，環境の変化に伴って変革させたいのかによって，動機づけが異なると述べています．前者はマネジメント，後者はリーダーシップであると指摘しています．

❶ **マネジメントにおける動機づけ**

コッターは組織の一貫性や秩序を作り出し，現状を維持するには「静かな動機づけ」が必要であり，高いエネルギーを生み出さないようにセーブした動機づけをすることが，マネジメントに含まれるモチベーションである，としています．「静かな持続させる動機づけ」とは，アメとムチの使い分けでは，成熟度の低いメンバーには短期間しか効果がないため，目標を基盤とする管理によって，メンバーが基準や計画をきちんと守るよう動機づけるということです．

❷ **リーダーシップにおける動機づけ**

ビジョンをかかげて組織活動に変革を起こすのがリーダーシップの機能です．

リーダーは，ビジョン実現への熱い思いをメンバーで共有し，燃える集団になってほしいと願うものです．コッターは，障害を乗り越えて壮大なビジョンを達成してい

くためには，時折エネルギーの爆発を必要とするといっています．リーダーはそのような「高揚のための動機づけ」を行います．たとえば，ビジョンを繰り返し説明し，その達成をどのようにしていくかについて，メンバーを巻きこんで決定します．達成のための努力に対して，熱意あふれる支援で応え，成果が上がればメンバー全員の前で評価し，報酬を与えます．

　これがコッターのいう，マネジメントにおけるモチベーションとリーダーシップにおけるモチベーションを使い分けるということです．

　リーダーがメンバーのやる気を引き出すことにより，何を達成したいのかを明確にすることによって，両者の適切な動機づけをしていく必要があります．

3. モチベーションの高い部署をつくる

　看護管理者は，メンバー1人ひとりのモチベーションを高めるように支援しながら，部署全体を動機づけます．

　それには適切な動機づけとともに，自分たちの仕事の目的や，部署で仕事をすることの意義をメンバー全員が理解し，納得することが必要です．

　いったん，やる気が高まったチームの意識を持続させるために，リーダーはメンバーが話しやすい雰囲気かどうかに常に留意します．部署での成果が出たときには，それを認めみんなで共有します．また，問題が出現したときには，その問題について当事者意識をもってもらうために，なぜこの問題に取り組むのか，どのような解決方法があるのかをメンバー主体で話し合うよう促します．リーダーは意見を言うことを控え，話し合いの足りない部分について問いかけていくことでメンバーの理解を促します．そのうえで，メンバーが納得した解決方法を選択し，実行に移せるようにフォローします．

　メンバー1人ひとりに対するモチベーションマネジメントは，部署全体のモチベーションを上げるためにも有用です．

各メンバーへのモチベーションマネジメントが，部署全体のモチベーションを上げます

「人材育成」のマネジメント：動機づけ

実践のPOINT

①面談でやる気を引き出す方法

　目標管理を取り入れている病院が増えています．目標管理には定期的な上司と部下との面談は欠かせません．その面談をどのように進めていくかは，メンバーのやる気に大きくかかわります．面談ではメンバーが自分でやる気を出せるよう支援します．

　メンバーにとって面談は評価をされる場なので，緊張しているはずです．そのような場でリーダーが一方的に話し続けたり，メンバーを非難するような言動をとれば，メンバーのやる気は失われます．

　面談でのやりとりの内容だけでなく，話しやすい環境づくりとともに，リーダーの受け応えや態度もメンバーのやる気に影響します．**表1**に記載された留意点をふまえて面談を進めることによって，部下にやる気をもたせるような評価をすることができます．

②理論を日常のなかで活用する

　たとえば，リーダーが5段階欲求理論を活用する場合，メンバーがいま，5段階の

表1 面談の留意点

	進行	留意事項
導入	世間話などでスタッフの緊張をほぐす 面談の位置づけを確認 自分の目標について説明させる	話しやすい環境づくり ・場所，座る位置，部屋の温度や照明
本旨	1　目標について 　・なぜこの目標にしたのか，意図を聞く 　・あいまいでわかりにくいところを質問によって明確にする 　・共有して目標をどう修正したら改善するかを考えさせる 　・役割・期待を提案する 　・ズレを明確にする 2　達成基準について 　・測定ができるように設定する 　・いまできていないことを設定する 3　具体的な手段・行動計画の点検 　・記載された具体的手段・行動計画をみてどのように進めようとしているかがイメージできるかを確認する 　・「明日から何ができるか？」の問いかけをする	コミュニケーションのポイント ・話をさせる ・途中で遮らず最後まで聞く ・話を聞いているときはあいづちやうなづきを入れる ・相手に身体を向ける ・足を組んだり腕を組んだりしない ・沈黙しても待つ（5秒間） ・押しつけない ・一問一答にならない（いったん受け止めてから次の質問へ）
結び	・支援を約束する ・決定した事項を確認する	・あいまいなところを残さない ・終了時間を守る

どこの欲求が強いのかを踏まえながらコミュニケーションを工夫することで，メンバーが自発的に行動を起こすようになります．

自己実現の欲求が強いメンバーに対しては，「ミスをしないようにこの仕事をしなさい」といっても受け入れられません．それよりも，「この仕事は難しいけれど，絶対にあなたの成長につながるからがんばって」と声をかけたほうが，そのメンバーのやる気を引き出すことができます．

またX理論とY理論は，自分自身を振り返るために活用することができます．あなたはメンバーをX理論に基づいてとらえているか，Y理論に基づいてとらえているかを状況に応じて考え，意識して使い分けましょう．考えてみましょう．X理論とY理論はどちらがよい悪いではありません．その時の状況に応じて使い分ければよいものです．

とくにどちらかの理論に偏っている場合には，それを意識することは必要です．状況に応じて2つの理論に基づいて指導するのがよいのか判断して使い分けをすることによって，メンバーのやる気を引き出すことができます．たとえば，自由裁量のある仕事ならばY理論に基づくほうがよいかもしれません．緊急事態のような場合には，X理論に基づいたほうがよいかもしれません．

（太田 加世）

column　ほめる言葉

やる気を引き出す方法として「ほめる」ことがあげられます．しかしそのために，本意に反して，口先だけでほめることは逆効果です．人は，そのような嘘を敏感に感じ取るものです．また，無理にほめる言葉を口に出すことは，ほめる側にとってもよいことではありません．なぜならば，そのような行為は，自分自身に嘘をつくことに他ならないからです．本当にほめたいと思ったときに，ほめてあげてください．

部下をほめるのに，次のような言葉があります．

①強みや長所を具体的にほめる⇒「○○さんのあいさつは，すがすがしいね」

②最も生き生きしている瞬間を探してほめる⇒「あなたが後輩の面倒をみているときは，すごく生き生きしているね」

③成績や優秀さをほめる⇒「みんなのお手本になってほしいわ」

④プロセスや努力をほめる⇒「うまくいった理由を3つあげるとしたらどんなこと？」

⑤小さい進歩をほめる⇒「飲み込みが早いのね」

言葉をすこし変えるだけでまったく異なる印象を与えますので，参考にしてください．

4 「情報」のマネジメント

1 看護情報

KEY WORDS
- 看護情報の種類
- 患者ケア支援
- 看護過程支援
- 看護業務支援
- 看護用語の標準化
- 看護記録
- 電子カルテ

　マネジメントの4つ目は，「情報」のマネジメントです．看護師が扱う情報のなかで，まずは「看護情報」について概説します．

看護情報とは？

　看護情報とは，看護者が日々の看護実践で取り扱うすべての情報をいいます．その情報源と種類（表1）は多様で，看護者が得た情報は多職種によって共有されるといった特徴を持っています．

　看護情報を利用的観点からみると，「患者ケア支援」と「看護管理支援」，後情報として「看護研究」への利用に大別されますが，どの場合も情報をマネジメントするプロセス，すなわち「データ収集」「情報処理」「情報提示・伝達」の流れで展開していきます．看護実践において，情報をマネジメントするということは，この3つのプロセスを駆使して行われることになります．

データ，情報，知識，知恵の定義と使い分けの有用性

　臨床現場では，「データ」や「情報」という言葉を明確に使い分けていない現状がありますが，それぞれの言葉が持つ意味や定義を押さえておくことは有用です．看護情報学的には，情報をシステム化することに役立ちます．看護者がデータをどのように入手し，そのデータを解釈しているか，判断して得られた情報からどのようなケアを選択し実践したのかを明確にしておくと，たとえばある患者に1つの適切なケアを導くためのアルゴリズムが形成できる可能性があります．

　また，日々の看護実践においては，やみくもにデータを収集しても意味がありません．そのデータが有用か否かを判断しながら意図的に情報収集することが必要です．

表1 看護情報の情報源と種類

情報源	種類	
	主観的データ	客観的データ
患者・家族との直接的対話，ほかの医療従事者との対話，診療記録，他施設からの診療情報提供	患者の思いや訴えをそのまま記述したもの	あらかじめ目的をもうく開発されたツールや器具・機械によって測定したもの

表2 データ，情報，知識，知恵の定義

データ	解釈なしで客観的に示される個々のもの，記号，言葉や文字，数値 よいか悪いかといった価値・判断は含まない
情報	解釈され，整理され，構造化されたデータ そのデータがよいか悪いか判断し，意味づけされたもの
知識	相互の関係が明らかにされ，多くの人に認められるように統合された情報 情報が整理され，蓄積されていること
知恵	人間に関する問題を処理し，解決するための知識の適切な使い方

表3 データ，情報，知識，知恵の例示

データ	体温計の指示値 37.5℃
情報	「微熱」だという判断
知識	健康な成人の体温（腋窩）の平均は，36℃から37℃であること．発熱がカテーテル感染の徴候の1つであること
知恵	膀胱留置カテーテルや中心静脈栄養が行われている患者を受け持ったときに，とくに腋窩体温などの変化に気をつけること（新人レベルの知恵として）

太田勝正：看護における情報の管理．看護管理学習テキスト第3版第5巻「経営資源管理論」2019年版（井部俊子監修，金井Pak雅子編集），p142，表6-1，日本看護協会出版会，2019より引用・一部改変

意識して意図的に行うことで効率的・効果的なケアの実践につながります．

　データ，情報，知識，知恵の定義を表2に示しましたが，その関係性を概略すると，単体では何の意味もなさないデータの集まりを知識によって情報に変換し，その情報を目的によって使い分けられるように整理して蓄積されたものが知識であり，さまざまな知識の集合体から，適切な時期，適切な状況においてその知識を活用することが知恵ということになります（表3）．

「患者ケア支援」における看護情報の活用

　患者ケア支援には，「看護過程支援」と「看護業務支援」があります．

1. 看護過程支援

情報マネジメントは，「データ収集」「情報処理」「情報提示・伝達」の3つのプロセスで行います

❶ データの収集

　患者にケアを提供する看護実践のスタートは「データ収集」です．データを収集していく際にデータベースの活用は効果的です．ヘンダーソンの14の基本的欲求，ゴードンの11の機能的健康パターン，ロイの適応モデル，オレムのセルフケアモデル，KOMIチャートと種類はさまざまですが，この理論構築された概念枠組みによるデータベースをもとに患者のデータを収集していきます．

　さまざまな情報源からの収集を念頭に，主観的データと客観的データを偏りなく収集していきます．ここで重要なのは，患者と看護者の情報活用の意図の共有です．なぜそれを聴取されるのかが共有されないと，患者は語ってくれません．また，一度のインタビューですべて語られたと思い込みがちですが，患者との関係性の深まりや意図の共有によって得られる情報の種類や量が変化することを考慮してインタビューしましょう．

　個人情報保護，プライバシーの観点からも，情報収集の意図を説明し，同意を得て聴取します．村田は，「ほかの医療従事者と全く同じ情報を収集することは不可能であり，記録される情報には，個々の医療従事者の知恵や暗黙知が反映されている」[1]と述べています．看護者の考えで情報が切り取られる危険性にも気をつけましょう．

　データ収集のプロセスにおいて，知識を活用してデータを情報として変換することが重要であり，意図的に情報収集をしていきます．ここで注意が必要なことは，データベースを埋めることに集中してしまい，データベースの各項目が網羅されて満足してしまうことです．情報は活用してこそ意義あるもの，活用しないデータは収集してはいけないといっても過言ではありません．ですから，必要なデータか否か，看護実践に利用できる情報の範囲を特定し，不必要な情報のすみ分けが必要です．

　これらを意識することで，収集時間を短縮でき効率性も高まります．落とし穴に落ちないためには，データベースの項目順に収集せず，患者の重要ポイントは何か，患者の病状や入院目的に関連のある項目から収集を始めることです．「データ収集」の段階ですでにアセスメントは始まっているともいえます．

❷ 情報の処理

　次の「情報処理」のステップは，まさに看護過程の展開の中核を成す部分です．アセスメント，診断，計画，実施，評価の5段階（診断と計画のあいだに目標設定を入れて6段階としているものもある）で展開されます（図1）．

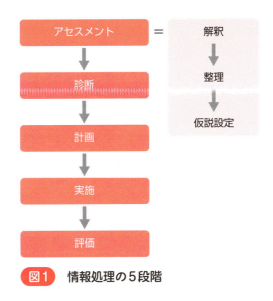

図1 情報処理の5段階

①**アセスメント**

　健康上の問題は何か，ケアが必要な状況は何かといった視点をポイントに，収集したデータを眺め，関連性があることや優先度の高い状況は何かを，知識を使い，解釈・整理し，仮説を設定していきます．

②**診断**

　アセスメントで導き出した仮説をもとに，その患者の看護問題と期待される結果を特定します．

③**計画**

　看護問題としてあげた状況の，ケアを通して到達すべき目標と具体的なケアの計画を立てます．このとき，期待される結果，すなわち看護目標がどのような状況になれば達成されたといえるのか，患者のあるべき姿をより具体的に表しておくとよいでしょう．誰からみてもわかる，誰が評価しても統一された答えが導き出せるアウトカム指標を設定しましょう．

④**実施**

　ケア計画を実行します．このとき，目標と期待される結果を常に頭に入れて，患者の反応を適切にとらえておくことがポイントです．看護ケアに対する患者の具体的な反応・変化を見逃さずに，どの計画の何がどのように効果的であったかを見極めながら実施します．

⑤**評価**

　看護目標に即して，ケアの内容・方法がよかったかどうかといった妥当性，アセス

メント，情報収集の良否，診断の妥当性を振り返ります．

❸情報の提示・伝達

　情報マネジメントのプロセスの3つめ「情報提示・伝達（情報の記録と保存・共有）」は，患者情報や看護実践の一連の過程を，看護記録として作成・保存する段階です．また，交代制勤務である看護者にとっての情報共有は，記録や業務の引き継ぎ時に行うウォーキングカンファレンス，ケースカンファレンス，さらに多職種カンファレンスでも活用されます．

　その際に重要となるのが，いつでも誰にでも理解され，正確な情報伝達を心がけることです．また，どんな情報が誰に有効に活用してもらえるか，誰がどんな情報をほしがっているのかを念頭に記録し，カンファレンスの際には，得た情報を積極的に活用して提起していきます．

2．看護業務支援（図2）

　看護師1人が1日の看護業務をマネジメントする際に，担当する患者は何人か，担当する患者の病状，重症度，ADL，当日のスケジュール，予約検査や処置の種類と件数，所要時間といった内容を収集します（**データ収集**）．そして，どの患者にどれくらい時間をかけられるか，観察や訪室の頻度，予約時間のある検査や処置の合間に行える業務は何か，突発的な事象に対する考慮も忘れずに，優先順位を決定し行動計画を立てていきます（**情報処理**）．実際に業務が始まり，計画どおりにいかない場合はただちに行動計画の修正を行います．業務の経過中に得た情報は，適宜リーダーや上司（看護師長や主任）に報告し，カンファレンスでの問題提起などに活用します（**情報提示・伝達**）．結果は，診療情報として記録に残します（**記録**）．

　看護単位における業務マネジメントの場合には，看護師1名が行う業務マネジメントのときと同様のやり方でデータ収集をしていきますが，看護単位全体の業務量の把握が必要となります．さらにその看護単位で業務をするメンバーのデータが加わります．メンバーそれぞれの看護実践能力，経験年数，特徴，強み・弱みを見極め，業務の量や質を検討し，業務の割りあてを行います．緊急入院の事前割りあて，事故や急変等の突発的な事象に対応できるように準備しておくことも重要です．またチームが複数ある場合には，チーム間の業務調整・応援体制づくりも考慮し，他チームの業務量等の情報を得て調整しておきます．

　業務が始まると，業務遂行上の指示・助言・指導・支援をしつつ，業務遂行状況の情報収集・点検・確認，適宜，上司への報告を行いつつ，円滑なカンファレンスの企

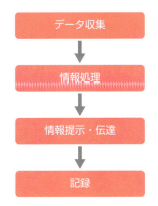

図2 看護業務支援・看護管理支援の流れ

画・運営に必要な情報にもアンテナを張り収集しておきます．予定外の業務発生時には，即座に業務計画の評価・修正を行います．看護単位の記録は業務管理日誌として残します．

3. 看護管理支援（図2）

　看護管理における情報とは，人事管理，勤務管理，人員配置管理，病床管理，質管理，人材育成などのために活用される情報をいいます．

　日々の患者ケアにおける看護実践活動の質の維持向上においては，自分の職場の患者の重症度，医療・看護必要度のデータと，日々の勤務人数，勤務者の看護実践能力，経験年数，特徴，強み・弱みを収集（**データ収集**）し，安全・安心な医療を提供するためにはいつ・どのような職員を勤務させるか，チーム構成はどうするかといったことを検討・分析（**情報処理**）して，勤務表作成や人員配置を決定していきます（**情報提示・伝達**）．

　また，これらに加え，病床利用率や平均在院日数，インシデント・アクシデントレポートや感染管理レポート，患者満足度アンケートなどを月別や年次別にデータ管理（**データ収集**）し，これら項目間の組み合わせや関連性を分析していきます（**情報処理**）．たとえば，病床利用率や平均在院日数，患者の重症度，医療・看護必要度の変化によってインシデント・アクシデントに影響があるのか，患者満足度の傾向はどうか，職員配置は適切であったかなど，部署の病床管理や提供するサービスの質管理の指標として活用します．

　得られた結果が組織・部署目標と照らし合わせてどうか，計画どおりでよいか，修正が必要かどうかを判断・評価していきます．そして職員にフィードバックし周知し

ます．わかりやすく伝えるためにはデータを可視化するなどして浸透させるとよいでしょう（情報提示・伝達）．

職員の経験年数，教育背景，看護実践能力，本人のキャリア志向といった情報を蓄積しておくことは，効果的な人材育成にもつながります．

4. 看護用語の標準化

❶ 標準化の目的

看護情報は看護者のものだけでないことはいうまでもありません．情報は活用してこそ意義があり，患者・家族，ほかの看護者，そしてすべての保健・医療・福祉関係に従事する人と共有することで，患者にとって有益な医療の提供が実現できます．共有するためにはすべての人が理解できる用語の統一，専門用語の定義が必要となり，そこで看護用語の標準化が重要となってくるわけです．

また一方で，重要な情報を蓄積して看護業務管理に活用することができます．さらに標準化を進めることで，他施設あるいは諸外国とのベンチマーキングによる看護の質向上，ひいては看護学の発展につなげることができます．そのためには，データを集計する際には統一した用語を使用し，入力していく必要があります．

このように看護用語の標準化には，コミュニケーションツールとしての活用と看護の質向上および看護学の知識の体系化という目的があります．標準化にあたり注意すべき点は，目的と範囲を決め，使用する全員がその定義と使い方を理解していなければならないということです．目的とは，何のために標準化するのかというメリット，範囲とは，どういった範囲に適用するのかということです．

情報の活用には，「用語の統一」が不可欠

❷ 標準化のメリット

便や排液の性状といった，人それぞれ表現が違ってきてしまうようなものの場合などに標準化のメリットがありますが，色や性状などは，言葉や数値的な段階評価だけでは混乱を招きます．色の見本といったことも決めておく必要があるでしょう．疼痛においてはスケールがよく活用されますが，どの程度のどのような種類の痛みに対してケアを行ったのか，種類や程度といった用語が標準化されているとケアの適切な評価につながりますし，痛みの種類や程度による看護ケアの標準化もはかれることになります．

また，1つの病棟だけで行っては，あまり標準化の効果が上がらないと思いますので，委員会やプロジェクトチームなどを設置して検討するとよいでしょう．現在開発

表4 代表的な看護用語集

看護用語	作成団体	用途・目的	特徴
NANDA-I (NANDA International)	NANDA International	専門用語の定義と開発分類	健康問題に対する人間の反応を診断.診断対象は,問題焦点型・リスク型・ヘルスプロモーション型を含む. 2018-2020版では248の診断ラベルが存在,分類IIにより13領域とさらに類に分類されている.
NOC (Nursing Outcomes Classification) 看護成果分類	アイオワ大学 成果研究チーム	情報処理のための標準化	看護介入によってもたらされる患者の成果を記述するために使用する用語.構成は,ラベル名,定義,成果目標,指標,5段階のリカート測定尺度を用いる. 日本語訳第5版では490の看護成果が存在.
NIC (Nursing Interventions Classification) 看護介入分類	アイオワ大学	情報処理のための標準化	6つの領域からなり,それぞれの領域で類をもつ.日本語訳第6版では554の看護介入ラベルがあり,日本の標準看護計画に近い行動レベルの記述となっている.
ICNP® (International Classification For Nursing Practice) 看護実践国際分類	ICN (International Council of Nursing)	用語を整理するツール	7つの軸からそれぞれルールに従って用語を抽出し,組み合わせることによって,看護診断・アウトカム,看護介入が表現できる.
看護実践用語標準マスター	MEDIS-DC (一般財団法人医療情報システム開発センター)	情報処理のための標準化	看護観察編:観察項目とその結果である結果表記に分けられ,焦点,部位,位相,その他の4つの軸で表現できるように設定されている. 看護行為編:第1から第4階層の構造になっており,第1階層は,看護行為の対象,目的,専門性の程度によって区分.第2階層は,第1階層を目的別に区分.第3階層は,具体的な行為,第4階層は,第3階層の行為を状況,方法に応じて分類されている.
看護行為用語分類	日本看護科学学会 看護学学術用語検討委員会	看護用語の分類体系	6領域32分野213用語に整理,行為の「安全性」と「人間の尊厳の尊重」を確保.それぞれの行為について①定義(同義語を含む),②対象の選択,③方法選択にあたって考慮する点,④実施に伴って行うこと,⑤期待される成果が提示されている.

が進んでいる看護用語集を導入する場合も,どのような目的でどの範囲に用いるのかを検討しておくことで,自施設にはどのような用語集の活用がよいのかを選択するのに役立ちます.代表的な看護に関する用語集については表4に示しました.

看護記録

患者ケアおよび業務に関して発生した情報は診療情報の一部であり,看護記録とし

表5 看護記録の法的規定

法令等		規定
保健師助産師看護師法および同法施行規則	第42条 助産録の記載および保存 施行規則第34条 助産録の記載事項	看護記録に関する規定はない
医療法および同法施行規則	第22条, 第22条の2 施行規則第21条の5, 第22条の3	看護記録は, 地域医療支援病院及び特定機能病院の施設基準等の1つである「診療に関する諸記録」として規定（2年間保存）
保険医療機関及び保険医療養担当規則	第9条 老人保健法の規定による医療並びに入院時食事療養費及び特定療養費に係る療養の取扱い及び担当に関する基準	保険医療機関は, 療養の給付の担当に関する帳簿及び書類その他の記録をその完結の日から3年間保存しなければならないと規定
基本診療料の施設基準等及びその届出に関する手続きの取扱いについて	病院・診療所の基本料に関する施設基準	患者の個人記録として①経過記録, ②看護計画に関する記録, 看護業務の計画に関する記録として, ①看護業務の管理に関する記録, ②看護業務の計画に関する記録が規定

て作成・保存されます．この作成・保存についての法律には，保健師助産師看護師法および同法施行規則，医療法および同法施行規則，保険医療機関及び保険医療養担当規則，基本診療料の施設基準等及びその届出に関する手続きの取扱いについて等があり，それぞれに規定が設けられています（表5）．

規定には何をどの程度までという基準はありませんが，記載された情報は正確に表現されているか，記載ミスや漏れがなく完全かといった視点を持って，業務終了時には必ず記録の点検を心がけましょう．

医療法第25条の立ち入り調査や診療報酬制度に関係する実査においては，入院診療計画書の入院目的や症状と看護計画との関連性，医師，看護師以外の担当者は誰かといった多職種でのチーム医療が提供されているか，看護記録の記載漏れ（清潔ケア，食事摂取，シーツ交換，指示受けサイン，実施サインなど）がないかどうかや，個別性のあるアウトカムがしっかりと明示されている看護計画の立案がなされているかといった点が重視されます．**定期的に看護記録の監査をすることで，看護記録の質を維持・向上させていくことが必要です．**

自分の看護記録が，次の看護ケアに役立つ情報になり得ているのか，不必要な情報ばかりが目立たないか，さらに部署全体の看護記録が看護ケアの質向上に活用できる情報となるか等の視点で振り返ってみましょう．

「看護記録に関する指針」における患者の看護記録の様式には，基礎情報（データ

表6　看護記録の様式

様式	定義	特徴
基礎情報（データベース）	看護を必要とする人の病歴や現在の治療，使用薬剤，アレルギー，さらに，身体的，精神的，社会的，スピリチュアルな側面の情報等を記載したもの	入院までの経過やこれまでの患者の生活状況，患者・家族が不安や問題と感じていることに関する情報．看護問題の特定や看護計画立案の基礎情報となる．ヘンダーソン，ロイ，ゴードン等の，理論家の概念枠組みを用いたデータベースを用いる場合がある
看護計画	看護を必要とする人の健康問題と期待する成果，期待する成果を得るための個別的な看護実践の計画を記載したもの	・看護問題と看護目標（期待される結果）および具体的な介入が記載される ・看護計画立案時には，患者の医療への積極的参加を促すために看護計画について説明し理解と同意を得る
経過記録	看護を必要とする人の意向や訴え，健康問題，治療・処置，看護実践等の経過を記載したもの	叙述的記録とフローシートがあり，治療・処置・ケアの内容と患者の反応（主観的・客観的情報）および評価という一連の過程を記載する
要約（サマリー）	看護を必要とする人の健康問題の経過，情報を要約したもの	退院や転院の際に，ケアの継続性・一貫性を保証するために必要に応じて作成する

日本看護協会：看護記録に関する指針，2018を参考に筆者作成

表7　叙述的記録の種類と特徴

記録様式	記載方式	メリット	デメリット
SOAP（問題志向型記録）	患者の問題点ごとに，主観的データ（subjective data），客観的なデータ（objective data），アセスメント（assessment），計画（plan）を記載する様式のことで，この頭文字をとりSOAPと称している．問題志向型記録の経過記録にあたる部分で，「S」「O」データをもとに患者の状態を分析・判断し，解決策の計画を立てるという一連のシステムである．	なぜそのケアを実施したのか，実施したケアは妥当だったか等，ケアの根拠が明確で評価がしやすい．問題点ごとに整理されているので患者の問題の経過がわかりやすい．医療チームでかかわっていくうえで情報の共有化に適している．	実施したケアに対するそのときの患者の反応，患者―看護師間のやり取り等の過程が表現しにくい．
経時記録	患者の状態・状況とこれらに応じて実施した観察・処置・治療・検査・ケア，医師への報告，家族への連絡，患者・家族への説明・反応・同意などを，時間の経過を軸にすべて記載する方式．	客観的事実が時系列で記載されるため，患者に何が起こったのか，誰が何をしたのかが明確に把握できる記録である．急変等の患者の状態変化時や臨死期，事故時の記録に有用である．	看護師の判断やケアの根拠・評価は記載しにくい点があることで患者に実施したケアの妥当性が伝わりにくい．
フォーカスチャーティング	患者に起こった気がかりな出来事に焦点（focus：フォーカス）をあて，そのときの患者の状況（data）と，その状況に応じて実施した行為（action），実施した行為に対する反応（response）を記載するという，4つの要素（FDAR）がある．	患者に起こった出来事に対する一連の過程を系統的に記載できるので，実施したケアの有効性が明確になる．患者―看護師間のやり取り，患者の反応を受けて発したケアなどの看護実践過程を明瞭に残すことができる．	重症患者や急変時など，患者の状態が刻々と変化する場合，フォーカスが増えるため記録量が多くなり効率的ではない．

上野真弓：書き方の基本原則と記録のルール．看護記録パーフェクトガイド，p40，学研メディカル秀潤社，2013

表8　電子化の3条件

真正性の確保	・故意または過失による虚偽入力，書換え，消去および混同を防止すること ・作成の責任の所在を明確にすること [対策例] ①利用者の認証を行うことで，記載者を特定可能とする ②修正・削除履歴を保存し，参照可能とする ③システムデータのバックアップを複数持つことにより，すべてのバックアップの整合性を維持しての修正・改ざんを困難にする ④書き換え不可能な媒体にシステムデータのバックアップを保存することで，修正・改ざんを防止する
見読性の確保	・情報の内容を必要に応じて肉眼で見読可能な状態に容易にできること ・情報の内容を必要に応じてただちに書面に表示できること [対策例] ①災害時などの非常時にも参照できるように，システムの電源系統を冗長化する ②患者の要求に応じて，わずかな時間や操作で提示できるようにする
保存性の確保	・法令に定める保存期間内（診療録5年），復元可能な状態で保存すること [対策例] ①ウイルスなどによる情報の破壊や脅威に適切な措置を講じる ②不適切な保管や取扱いによる情報の消滅，ソフトウェアの整備不備による復元不可能といった脅威への措置を講じる

ベース），看護計画，経過記録，要約（サマリー）(表6) が示されています．経過記録の記載方法については，さまざま書式があり，その特徴を表7に示しました．

電子カルテ

　電子カルテとは，一般的に「診療録として記載される情報を，コンピュータで電子的に記録・保存・参照するシステム」のことをいいます．狭義には従来の紙カルテを電子媒体で記録管理するシステムをさし，広義には画像や検査，調薬，食事，看護支援などのオーダリング機能を診療録情報として活用するシステムで，これらを含めて電子カルテとよぶ場合もあります．

　診療録の電子化においては，真正性・見読性・保存性の確保（表8）という電子保存の3条件というものがあります．これは，診療録などの法的に保存義務のある文書を電子的に保存する場合の条件として，1999（平成11）年に当時の厚生省から「診療録等の電子媒体による保存について」[2] の通知で示されたものです．

> 電子カルテの情報は臨床研究にも応用できます

　電子カルテの目的は，コンピュータでの診療情報の参照に加え，入力された情報の

活用支援があります．具体的には，病院内の任意の場所で，多職種が端末にアクセスして同時に患者情報がみられることで，情報共有の促進化がはかれます．また，入力した診療情報を時系列あるいは診療科別など，その目的に応じてソートすることで，情報把握の迅速化もはかることができます．

電子カルテに蓄積された情報をもとにエビデンスのある看護実践や看護業務改善にも活用でき，さらには臨床研究への応用も可能となります．

「情報」のマネジメント：看護情報
実践のPOINT

情報のマネジメントとは，よりよい患者ケアの強化・改善による看護の質向上と職員の資質の向上にその目的があります．情報を適切に収集・選択・吟味し活用していきましょう．情報は活用してこそ意義があり，価値あるものとなります．

①より有益な情報を選択する

情報を収集するにあたり，知識を活用してデータを情報として収集することが重要であり，「意図的」に情報収集をしていくことは前述しました．得た情報の中からさらに有益な情報を選択するためには，「正確さ」も重要な要素になります．

意図的な情報収集とは利用目的が明確であるということです．何の目的でどのようなデータをとるべきか焦点をしぼっておく必要があります．とりあえず聞いておこう，もしかしたら何かに使えるかもしれないからといって，やみくもにとったデータは蓄積されるだけで結局のところ活用されません．いつかは何かの役に立つのかもしれませんが，優先度的にはかなり低いものでしょう．たとえば，患者の痛みを軽減するための方策を検討する場合，痛みの種類・程度・部位，痛みに対するコーピングといった情報が有益になりますが，地域社会での役割機能という情報は活用できるでしょうか．あるいは部署の繁忙度を知りたいとき，病床利用率だけでいいきれるでしょうか．

意図のない情報収集は時間を浪費するばかりでなく，誤った解釈・分析にもつながりかねません．何に利用するために，どんな情報が必要で，どのような情報処理をすれば患者ケアや看護の質向上に活用できるのか明確にしましょう．

正確な情報とは，妥当性，信頼性の裏づけがあるものをいいます．偏った情報や誤ったスケールの選択，不具合のある測定器具により得た情報に信頼性はありませ

ん．情報を多方面から見渡し，測定に用いたスケールや器具が正しいものか妥当性を検証しましょう．

また，自分の都合のよいように解釈して情報を選択してしまったり，第一印象や先入観，十分な材料が出揃っていない選択肢の少ないなかで判断してしまったりすると有益な情報を見誤ります．専門書や学術雑誌等のリソースを活用してその情報を吟味し，信頼性を確かめておくことがよいでしょう．

②わかりやすく情報を提示・伝達し活用する

情報はとったものの蓄積したデータをそのまま放置していることはないでしょうか．また，有益な情報にも関わらず共通理解が得られないといったことはありませんか．

情報が提示・伝達される際は，提供する側と享受する側に分かれます．情報の理解

---

column　電子カルテにおける情報の活用

DPCデータは患者ごとに「どんな傷病」で「どんな治療・処置」が，「どれくらいの期間」行われたかといった，入院期間中の一連のプロセスが電子化・標準化されているものです．自施設の医療の分析が可能です．たとえば，ある疾患が自施設において，どれくらいの入院期間を要しているのか，どんな治療や検査が多く行われている傾向にあるのかといった分析ができます．

また，感染症や合併症の発症率，再入院率などの臨床指標を分析することで，医療の質と経営上の分析が可能となります．DPCデータは標準化されているので，自施設の診療傾向を他施設と比較しながら把握ができるわけです．病名ごとの在院日数・症例数・収益因子などを，自施設とほかの医療機関とのベンチマークにより，客観的な改善点の把握が可能となります．地域医療における自施設の役割が明確になります．

医療サービスや経営上の課題を抽出するために，病院独自の指標を選定し，電子カルテにより蓄積されたデータをもとに，QIとして活用することが可能です．たとえば，転倒転落アセスメントスコアシートや褥瘡アセスメントシートは入院時に記載され，必要時は看護計画が立案され，電子カルテのデータとして蓄積されます．これと転倒転落件数，褥瘡発生件数の情報を比較分析し，看護計画が立っている場合の転倒転落率や褥瘡発生率などとしてQI（quality indicator）を設定できることになります．

は，提供する側の情報提示の順序・量・方法と享受する側の暗黙知・知恵に影響を受けます．この違いによって，客観的情報にバイアスがかかったり，自分の意図しない方向に受け止められてしまったりしないように十分留意する必要があります．

　提示・伝達する際は，適切な言語，標準化された用語を用いて情報をわかりやすく提示していきます．文字や画像，グラフ等の図式を利用して可視化する，デモンストレーションを取り入れる等の工夫も必要になってきます．誰が見ても聞いても理解が

column　ICTの利活用による医療サービス向上・業務の効率化

　ICTの活用は，情報共有の迅速化，業務の効率化，さらには蓄積した情報の分析・活用による医療の質向上をもたらします．

　ICT化の推進に向けて，データの電子化・標準化を基盤として，①ネットワーク化（地域の医療機関などが患者情報を共有するネットワークの構築），②ビッグデータ化（レセプトを中心とした公的データベースの整備・拡充）の取り組みが進んでいます．

　現在の医療・福祉現場では，EHR*を利用した病院間，病院と地域の保健福祉医療機関との情報共有や遠隔医療への活用が始まっています．看護業務の効率化には，モバイル端末を使用して重複業務の簡素化を図ったり，患者の生体情報をモニタリングし，急変予測や転倒転落防止等に利用されたりと，医療安全や患者サービス向上にもつながっています．

　今後の取り組みとしてはPHR**サービスモデル，AI保健指導システム，8K等高精細映像データ利活用等の事業や研究が行われており，連携推進や健康増進等，さらなる医療の質向上にICTの利活用が推進されていきます．

　ICT導入が自施設で可能かどうかといった課題はあると思いますが，情報マネジメントが患者サービス向上や看護業務の効率化にどのように有効活用できるか常に視野に入れておくことが重要です．

用語解説

* 　EHR（Electric Health Record）：医療情報ネットワークにおける情報共有のためのツール．1施設単位で管理されていた医療情報を地域レベルもしくは国レベルで共有し，患者中心の総合医療を実現するための健康情報の記録．地域包括ケア推進に向けた多施設多職種の情報連携はもとより，救急医療や災害医療にも有効活用できる．
** 　PHR（Personal Health Record）：個人が自身の健康や医療に関する情報を収集・保存・活用するしくみ．特定健診・特定保健指導の義務化によって特定健診結果の管理・活用が進みつつある．

できる情報の提示を心がけましょう．

　情報共有の際には，①誰と，②どのような情報を（情報の種類と内容），③何のためにということを明確にしてから始めると理解の誤差を少なくできるでしょう．共有することがゴールと思いがちですが，共通理解のもとに方向性を確認し実行の統一化を目指します．

（上野　真弓）

引用・参考文献

1) 村田京子：医療の情報化が進行する中での患者情報のあり方について―電子カルテでの効果的なナラティブ情報の利用を目指して―．立命館人間科学研究，9：37-57，2005
2) 厚生省健康政策局研究開発振興課医療技術情報推進室：診療録等の電子媒体による保存について．1999
   https://www.mhlw.go.jp/www1/houdou/1104/h0423-1_10.html　より2019年10月閲覧
3) 太田勝正ほか編著：エッセンシャル看護情報学第2版．医歯薬出版，2014
4) 中山和弘ほか：系統看護学講座別巻 看護情報学．医学書院，2019
5) 井部俊子監，金井Pak雅子編：看護管理学習テキスト第5巻「経営資源管理論」第3版2019年版．日本看護協会出版会，2019
6) 厚生労働省：医療情報システムの安全管理に関するガイドライン 第5版，2017
7) 日本看護協会：看護記録に関する指針，2018
8) 都立病院看護部科長会編：適切で効率的な書き方がわかる 看護記録パーフェクトガイド．学研メディカル秀潤社，2013
9) 日本看護科学学会看護学学術用語検討委員会第9・10期委員会：看護学を構成する重要な用語集，2013
   https://www.jans.or.jp/uploads/files/committee/yogoshu.pdf　より2019年10月閲覧
10) 野村雅子ほか：ICNP® 看護実践国際分類を用いた看護行為の記録の可能性および問題に関する検討．日本看護科学会誌，30(3)：41-50，2010
11) 柏木公一：看護用語の標準化に関する世界的動向．看護診断，13(2)：59-61，2008
12) 医療情報システム開発センター(MEDIS-DC)看護領域の標準化委員会．看護実践用語標準マスターの概要
    https://www2.medis.or.jp/master/kango/koui/gaiyo.pdf　より2019年10月閲覧
13) 国際看護師協会編，日本看護協会「看護実践国際分類第1版日本語版作成ワーキンググループ」監訳：ICNP(看護実践国際分類)第1版 日本語版．日本看護協会出版会，2006
14) 水流聡子：電子カルテのための看護用語標準化のゆくえ．看護，56(14)：16-20，2004
15) 日本看護科学学会看護学学術用語検討委員会：看護行為用語分類―看護行為の言語化と用語体系の構築．日本看護協会出版会，2005
16) 日本看護科学学会：看護行為用語の定義一覧
    https://www.jans.or.jp/modules/committee/index.php?content_id=33　より2019年10月閲覧
17) 未来投資会議構造改革徹底推進会合「健康・医療・介護」会合(第1回)：医療現場におけるICT利活用
    https://www.kantei.go.jp/jp/singi/keizaisaisei/miraitoshikaigi/suishinkaigo2018/health/dai1/siryou2.pdf　より2019年10月閲覧
18) 未来投資会議(第16回)：次世代ヘルスケア・システムの構築に向けた厚生労働省の取組について．厚生労働省提出資料
    https://www.kantei.go.jp/jp/singi/keizaisaisei/miraitoshikaigi/dai16/siryou8.pdf より2019年10月閲覧

4 「情報」のマネジメント

2 個人情報

KEY WORDS
- 個人情報
- プライバシー
- 守秘義務
- 患者の権利
- 情報開示
- 情報セキュリティ
- 個人情報保護

　看護師が扱う情報のなかで，とくに慎重な取り扱いが必要になるものに「個人情報」があります．ここでは，個人情報の取り扱いに関する考え方を述べます．

個人情報とは？

1. 個人情報の概念

　病院で取り扱う情報の特徴は，大量の個人情報（患者や職員）であり，個人情報の中でも，慎重に取り扱わなければならない要配慮個人情報が含まれます（表1）．万一，個人情報流出といった事故が起きた場合，取り返しのつかない多大な被害が予想されますので，法令やガイドラインを遵守し，適正なルールのもとに慎重な取り扱いが重要となります．

　「個人情報」とは，個人情報の保護に関する法律において「生存する個人に関する情報であって，当該情報に含まれる氏名，生年月日その他の記述等により特定の個人を識別することができるもの（他の情報と容易に照合することができ，それにより特定の個人を識別することができることとなるものを含む）をいう」[1]と定義されています．

　個人の氏名，住所，生年月日はもちろん個人に関する情報ですが，これが単体で存

表1　要配慮個人情報

- 人種，信条，社会的身分，病歴，犯罪の経歴，犯罪により害を被った事実，その他本人に対する不当な差別，または偏見が生じないようにその取扱いにとくに配慮を要するものとして政令で定める記述等が含まれる個人情報
- 「人種」，「信条」，「社会的身分」，「病歴」，「犯罪の経歴」，「犯罪により害を被った事実」，「身体障害，知的障害，精神障害等」，「医師等の健康診断等の結果」，「医師等による指導・診療・調剤」，「刑事事件に関する手続」，「少年の保護事件に関する手続」とされている．（法第2条3項，令3条）

在し，個人を特定できない場合は，法律で規定される個人情報にはあたりません．しかし，数字と記号からなるメールアドレスやIDなど，それ自体では本人を特定できなくても，ほかの情報と照合することによって，容易に特定の個人を識別することができれば個人情報となります．これを個人識別情報といいます．たとえば，第三者にとっては個人を特定できないID（患者・カルテ番号など）でも，院内にIDと住所・氏名が対応づけられた情報がある場合，そのIDは個人情報となります．

2. 個人情報をめぐる法律

　近年，ユビキタス社会[*1]の進展に伴って，さまざまな個人情報を含むデータが大量に収集・処理され，利用される時代となりました．インターネットの普及に伴い，個人の情報に容易にアクセスできる環境となり，個人情報への意識の高まりとともに，情報の取り扱いに対しての規制がより厳しくなってきました．2005（平成17）年に個人情報の保護に関する法律（以下，個人情報保護法）が制定され，2015年9月に改正が行われました．主な改正点として，①個人識別符号の追加（規制強化），②匿名加工情報の新設（規制緩和），③要配慮個人情報の新設（規制強化），④トレーサビリティの確保（規制強化），⑤オプトアウトの厳格化が挙げられます．

　この法律は，経済協力開発機構（OECD：Organization for Economic Co-operation and Development）の「プライバシー保護と個人データの国際流通についてのガイドラインに関する理事会勧告」（OECD8原則）を基本としているといわれ，5000件以上の個人情報を有する民間の金融・信用・情報通信・医療・教育等の企業や組織が，個人情報取扱事業者として規制対象となっていましたが，改正法によって5,000件要件は撤廃され，一部を除くすべての事業者が個人情報取扱事業者として法の適用を受けることになりました．

　この法律の施行前の2004（平成16）年に，厚生労働省は「医療・介護関係事業者における個人情報の適切な取扱いのためのガイドライン」を公表しました．2017年5月，「医療・介護関係事業者における個人情報の適切な取扱いのためのガイダンス」として改定され，医療・介護・福祉機関における個人情報保護に関する考え方や方針に関する宣言（プライバシーポリシー），取扱い規則の策定，取扱いにおける組織体制・責任体制の構築，利用者窓口の設置，医療・介護関係事業者の義務等が示されて

用語解説

[*1] **ユビキタス社会**：いたるところにコンピュータが存在し，いつでもどこでもコンピュータにアクセスできる社会

表2　OECD8原則と個人情報取扱事業者の義務規定の対応

OECD8原則	個人情報取扱事業者の義務
・目的明確化の原則 収集目的を明確にし，データ利用は収集目的に合致するべき ・利用制限の原則 データ主体の同意がある場合，法律の規定による場合以外は目的以外に利用使用してはならない	・利用目的をできる限り特定しなければならない（第15条） ・利用目的の達成に必要な範囲を超えて取り扱ってはならない（第16条） ・本人の同意を得ずに第三者に提供してはならない（第23条）
・収集制限の原則 適法・公正な手段により，かつ情報主体に通知または同意を得て収集されるべき	・偽りその他不正の手段により取得してはならない（第17条）
・データ内容の原則 利用目的に沿ったもので，かつ，正確，完全，最新であるべき	・正確かつ最新の内容に保つよう努めなければならない（第19条）
・安全保護の原則 合理的安全保護措置により，紛失・破壊・使用・修正・開示等から保護するべき	・安全管理のために必要な措置を講じなければならない（第20条） ・従業者・委託先に対し必要な監督を行わなければならない（第21，22条）
・公開の原則 データ収集の実施方針等を公開し，データの存在，利用目的，管理者等を明示するべき ・個人参加の原則 自己に関するデータの所在及び内容を確認させ，または意義申立を保証するべき	・取得したときは利用目的を通知又は公表しなければならない（第18条） ・利用目的等を本人の知り得る状態に置かなければならない（第24条） ・本人の求めに応じて保有個人データを開示しなければならない（第25条） ・本人の求めに応じて訂正等を行わなければならない（第26条） ・本人の求めに応じて利用停止等を行わなければならない（第27条）
・責任の原則 管理者は諸原則実施の責任を有する	・苦情の適切かつ迅速な処理に努めなければならない（第31条）

＊各義務規定には適宜除外事由あり
首相官邸ホームページ：個人情報保護法の解説
https://www.kantei.go.jp/jp/it/privacy/houseika/hourituan/ronten.html

います．

　個人情報を取り扱う際に知っておいてほしいことは，個人情報保護法，OECD8原則と医療者が果たすべき義務（表2），プライバシーの概念，守秘義務との関係性です．

プライバシーとは？

1. プライバシーの概念

プライバシーの概念は発展・変化しています

プライバシーという言葉自体は，日本でも定着しつつあります．個人情報の取り扱いに直接関係しないものも含めて，きわめて多様かつ多義的なものになっており，倫理的側面をかなり含んでいる点を理解しておく必要があります．

プライバシーの権利は，「1人にしておいてほしい」という消極的・受動的な権利（伝統的プライバシー権）にとどまらず，「自己に関する情報の流れをコントロールする」という積極的・能動的な権利（現代的プライバシー権）を含むとの主張がなされるようになってきました．

さらには，他者との関係性において「不快をもたらされる自分の領域」という相互行為モデルにおけるプライバシーという概念も加わり，文化や社会的背景，時代によってプライバシーの概念は変化しています．医療分野のプライバシー概念は，「医療者の守秘義務」から，「自己情報コントロール権」へと転換し，さらに「個人の快・不快の領域」へと発展しています．

守秘義務は，保健師助産師看護師法で，「保健師，看護師又は准看護師は，正当な理由がなく，その業務上知り得た人の秘密を漏らしてはならない．保健師，看護師又は准看護師でなくなった後においても，同様とする」[2]とあります．また，「看護者の倫理綱領」においても，「看護者は，守秘義務を遵守し，個人情報の保護に努めるとともに，これを他者と共有する場合は適切な判断の下に行う」[3]と記されています．

2. 情報共有におけるプライバシーと守秘義務

良質な医療を提供するうえで，いまや多職種との情報共有は欠かせません．「守秘義務を遵守する＝プライバシーの保護」とはならないことに注意しましょう．たとえば，守秘義務内の多職種による情報共有であっても，それを個人がどのように思うか，不快に思えばプライバシー違反となります．

守秘義務とプライバシーを守りつつ，情報共有していくことが課題

守秘義務が成立する患者―看護師間で同意を得た情報を漏えいしてしまった場合は，プライバシー侵害ではなく，個人情報保護の問題となり罰則となります．守秘義務とプライバシーの両方を守りつつ，いかにして多職種あるいは

表3 WMAリスボン宣言での患者の権利

良質の医療を受ける権利
選択の自由
自己決定権
意識喪失患者の代理人の権利
法的無能力者の代理人の権利
患者の意思に反する処置・治療
情報に関する権利
秘密保持に関する権利
健康教育を受ける権利
尊厳性への権利
宗教的支援を受ける権利

他病院との連携における情報共有をはかっていくかが課題となります．

患者の権利と情報開示

1．患者の権利をめぐる動き

　かつての医療現場において，医療者と患者は「パターナリズム」[*2]な関係にありました．このような関係に批判の声があがり，1964年の世界医師会でヘルシンキ宣言が採択され，知る権利，拒否する権利，自発的同意という原則が示されました．これが医の倫理の基本であるインフォームド・コンセントの始まりといわれています．

　その後，1972年（翌年採択）に「患者の権利章典に関する宣言」がアメリカ病院協会によってなされ，「患者は担当医師から，自らが理解することを合理的に期待しうる言葉で，その診断，治療および予後に関する完全な現在の情報を取得する権利を有する」という，今日の患者中心の医療が明言されました．

　さらに1981年の世界医師会総会における，患者の権利に関する「WMAリスボン宣言」（表3）で患者の権利が確立されたといわれています．これには，患者が医療を受けるにあたり，医療者側から詳しくわかりやすい情報提供を受け，さまざまな治療法やケアについて選択する自由があり，自らの意思で自己決定する権利があると示され，患者が決定したことは尊重されるという趣旨のものです．

　医療者は患者の決定に対し，最良の医療提供に尽力することが役割となります．患

用語解説

[*2] **パターナリズム**：患者の最善の利益の決定の権利と責任は医師側にあり，医師は自己の専門的判断を行うべきで，患者はすべて医師に委ねればよいという考え方

者の最も身近に存在する看護師は，患者の権利擁護に最大限の努力をはかり，とくに患者の自己決定支援では重要な役割を果たす必要があります．「看護者の倫理綱領」においても，看護者は，「人々の知る権利及び自己決定の権利を尊重し，その権利を擁護する」[3]とあります．患者が医師の説明で十分な理解が得られているか，不安はないかといった反応をとらえ，必要な情報を得る手段を提供するなど，患者の自己決定がスムーズにいくように手助けをしていきます．場合によっては，セカンドオピニオンの提示，患者の思いが伝わるように，医師との調整をはかることも必要になってきます．

2. 診療情報の提供

診療情報の提供等に関する指針に，「診療情報の提供」と「診療記録の開示」についての定義があります[4]．

- 「診療情報の提供」とは，①口頭による説明，②説明文書の交付，③診療記録の開示など具体的な状況に即した適切な方法により，患者等に対して診療情報を提供することをいう．

医療の情報は非対称です

- 「診療記録の開示」とは，患者等の求めに応じ，診療記録を閲覧に供すること，または診療記録の写しを交付することをいう．

患者の権利を尊重し，わかりやすい情報提供を心がける患者中心の医療は，今日では当然のこととなってきましたが，医療は情報の非対称性が非常に大きいといわれています．情報の非対称性とは，医療を提供する側の持っている情報と，患者自身が持っている情報とのあいだに格差があることをいいますが，情報提供の際には，患者が本当に欲しいと思う情報は何か，一方的な情報提供になっていないかなどを今一度考えてみる必要があるでしょう．

患者に一方的な説明をし，納得のいかないまま治療やケアを進めてしまった場合，患者に不信感を抱かせてしまうかもしれません．そしてこの不信感から患者は，開示請求を求めてくる場合が多いのです．何か隠されているのではと思われないように，信頼関係をベースに，わかりやすい情報提供を心がけることが必要です．診療記録を読まないと納得がいかないので開示請求したというような，関係性の悪化という事態は避けたいものです．

情報セキュリティ

1. 情報セキュリティの3要素

情報セキュリティ（information security）とは，「情報の①機密性（confidentiality），②完全性（integrity）および③可用性（availability）の3要素を維持すること」と定義されています[5]．

①機密性

機密性の維持とは，権限を持たない人が情報を見たり利用したりできないようにすることです．機密性が維持できない状態では，情報漏えいが発生します．

②完全性

完全性の維持とは，情報が権限を持たない人に書き換えられたり消されたりしないようにすることです．完全性が維持できていない状態では，情報の改ざんなどが発生します．

③可用性

可用性の維持とは，情報や情報機器（PCやスマートデバイスなど），情報システムなどを利用したいときに利用できるようにすることです．可用性が維持できていない状態では，システムダウンが発生します．

これらが維持できていれば，情報セキュリティが保たれた状態であるといえますし，維持できていなければ，リスクが発生しやすい状態であるといえるわけです．

2. 情報セキュリティ対策の必要性（図1）

患者は，安全・安心な医療を求めて病院にやってきます．さらにいえば，情報管理がしっかりとされていない病院にかかりたいと思うでしょうか．情報が外部に漏れるということは，その病院の信用問題すなわち信頼の失墜につながります．その結果，患者数の減少ということが考えられます．インターネットなどで出回ってしまうと回収は不可能です．悪意のある第3者に利用されてしまうと被害は甚大となります．時には損害賠償請求を起こされ，被害者数が多いときは巨額の賠償請求額になるおそれがあります．一度落とした信用を取り戻すことは並大抵のことではなく，病院の経営悪化にもなりかねません．

情報漏えいは病院の経営悪化にもつながります

2018年の情報セキュリティインシデントに関する調査報告書では，「個人情報漏えい件数の原因比率は＜紛失・置

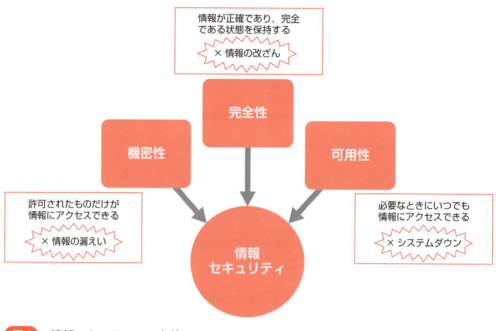

図1 情報セキュリティの定義

表4 情報セキュリティ対策

機器等使用上の注意	機器管理上の注意	職員教育
・目的外使用の禁止 ・院外持ち出しは原則禁止 ・やむをえず持ち出す場合は，使用前および使用後に管理責任者へ報告	・機器の保管場所の周知・確認 ・セキュリティワイヤーを使用し，盗難・紛失を防止 ・機器本体に紛失時のための連絡先，管理責任者の明示 ・機器紛失時の対応手順の周知・確認 ・データ取り込み後，USBメモリ，SDカードなどの中身は消去すること	・全職員へのセキュリティ教育（セミナー形式・e-ラーニング） ・情報セキュリティに関する自己点検（チェックリスト） ・ID，パスワードの管理

き忘れ＞＜誤操作＞＜不正アクセス＞で70％を占め，3大原因といわれています．10年前と比較すると，＜管理ミス＞は減少傾向にあり，＜紛失・置き忘れ＞＜不正アクセス＞が増加している[6]と記されています．

　病院内での漏えい事例には，診療情報提供書のファクスでの誤送信，パソコン，USBメモリ，デジタルカメラ，カルテの紛失など，本来あってはならない事例が報告されています．情報セキュリティ対策を万全なものとするためには，業務や操作の手順作りとその遵守を徹底し，情報を取り扱う個々人のセキュリティ意識を高め，強化していくことが大切です（表4）．

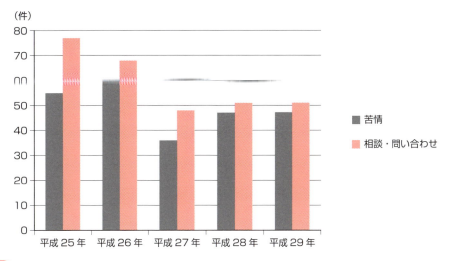

図2 個人情報保護対応に関する苦情および相談・対応件数の経年比較

全日本病院協会：平成29年度 個人情報保護に関するアンケート調査の中間報告.
https://www.ajha.or.jp/about_us/nintei/pdf/180403_3.pdf を元に筆者作成

個人情報保護の実際

　公益社団法人全日本病院協会の「個人情報保護に関するアンケート調査の中間報告」において，個人情報保護対応に関する苦情および相談・対応件数の経年比較（図2）が示されています．この件数が多いか少ないかは別として，臨床現場では，常になんらかの個人情報に関する問題が起きており，これらに対応していかなければなりません．

　「医療・介護関係事業者における個人情報の適切な取扱いのためのガイドライン」の医療・介護関係事業者の責務などにおいて，医療機関が取り組むべき項目が述べられています．

①個人情報の収集，管理・保護，利用についての規則の策定と院内掲示
②苦情，相談窓口の設置
③個人情報保護推進のための組織体制および個人情報流出時の報告連絡体制の整備
④職員への教育研修等の実施

　病棟での具体的な実践例としては，入院時には，必ず個人名の使用の許諾を得る，情報収集時に利用目的などの説明と同意を得ておくなどがあります．点滴や内服薬などの，個人名が印字されたラベルの廃棄時には，マスキングをするといった対処が多

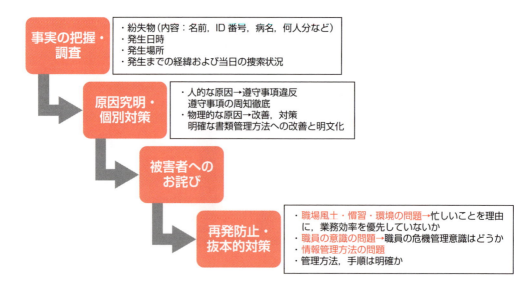

図3 個人情報紛失時の対応フロー

いのではないでしょうか．また，ベッドサイドでの会話内容にも配慮が必要です．患者や職員の所在確認の電話には「お応えできない」と返す等，院内ルールに従って対応しましょう．

　個人情報の紛失は，危機意識の低さが招きます．こんな経験はないでしょうか．

「ワゴンの上に置いたのにない，置き間違いかもしれない」
「バインダーに挟んだはずなのにない」
「処方箋が見当たらないけれど，前の勤務者が知っているだろう」
「伝票がない，きっとそのうち出てくるだろう」
「診療情報提供書が見あたらないけど，また，先生に書いてもらえばいい」
「情報シートが見つからない，でも重要書類じゃないから……」

　これでは，危機意識がなさすぎるといわれても仕方がありません．行方不明になった時点で即「紛失事故かもしれない」との認識をもちましょう．万が一，個人情報を紛失してしまった場合には，可及的すみやかに対処行動をとります（図3）．捜索に集中してしまい，いちばんの被害者である患者への対応が遅れがちですので注意しましょう．このようなことはあってはならないことですが，個人情報紛失は，信用失墜という大きなダメージのほか，捜索のための労働力と時間もそこに傾けることになり，本来の業務にあてる時間・人が失われることにもなるのです．

「情報」のマネジメント：個人情報

実践のPOINT

　個人情報の取り扱いにあたっては，患者・家族・職員問わず個人情報保護法，プライバシーと守秘義務との関係を念頭に，情報セキュリティを遵守し，情報の有効活用と保護の均衡を保って意思決定に活用していきます．

①倫理的に情報を取り扱う

　患者からの情報収集・情報提供においては，必ず，利用目的と情報共有の範囲をあらかじめ説明し，同意を得て行いましょう．利用目的とは関係ない情報や不適切な理由（個人的興味・関心，とりあえず聞いておきたい等）による収集とならないよう注意が必要です．そして，患者のプライバシー侵害にあたらないか，説明不足になっていないか等，看護師の説明と患者の理解が食い違わないように情報交換を十分に行いながら進めます．

利用目的とは関係ない情報や不適切な理由による収集にならないよう注意します

　プライバシーは，守秘義務が守られればよいというものではないと前述しました．個人が自己の領域に入られることで不快に思うかどうか，個人の情報がどのように扱われるか知っていて，不本意に思わないことと個人の意見としてその扱いに関してコントロールできているかがポイントになります．

　情報提供の際には，何のためにそのケアを行うのか，具体的にそのケアはどんな方法で行われるのか，そのケアを行った結果どのようになるのかなど，「医療情報の非対称性」という特徴を念頭に，理解度を確認しながらの説明と情報交換を行っていきます．

　以上の事柄を自ら率先して行い役割モデルを示し，職員に理解や実施不足がある場合には適時・適切に指導していきます．法令やガイドラインの理解を深め，職員にわかりやすく提示していきましょう．

　職員情報も同様です．経験年数，教育背景，看護実践能力，本人のキャリア志向など，これらの情報は看護業務管理や人材育成に活用するのだということを職員にあらかじめ説明します．職員によっては同僚には知られたくない，看護師長だけに留めておいてほしいと考えているかもしれません．

　誰とどこまで共有するか了解を得ておくことや，ときには目的を再度説明し説得することも必要となります．職員が患者ケアに集中できかつ自身のキャリアを伸ばせる

ように情報管理をしていくことが重要です．

②情報を適切に管理する

　前述のとおり，病院で取り扱う情報は大量の個人情報（患者や職員）であり，要配慮個人情報も含まれることが特徴です．情報管理がしっかりとなされているか，セキュリティ対策が万全かいま一度確かめてみましょう．個人情報漏えい，紛失といった病院の信用問題になりかねない事態は避けなければなりません．

　法令やガイドラインを遵守した個人情報の管理手順を取り決めましょう．また，取り決めたルールを着実に遵守する組織風土を醸成するためには，個々人のセキュリティ意識を高め，行動を強化していく教育が重要となります．

（上野　真弓）

引用・参考文献

1) 個人情報保護委員会：個人情報の保護に関する法律
   https://www.ppc.go.jp/files/pdf/290530_personal_law.pdf　より2019年10月閲覧
2) 保健師助産師看護師法
   https://www.mhlw.go.jp/web/t_doc?dataId=80078000&dataType=0&pageNo=1　より2019年10月閲覧
3) 日本看護協会：看護者の倫理綱領
   https://www.nurse.or.jp/nursing/practice/rinri/rinri.html　より2019年10月閲覧
4) 厚生労働省医療機関等における個人情報保護のあり方に関する検討会：診療情報の提供等に関する指針，2004
   https://www.mhlw.go.jp/shingi/2004/06/s0623-15m.html　より2019年10月閲覧
5) 経済産業省：情報セキュリティ関連法令の要求事項集．p1，2009
6) NPO日本ネットワークセキュリティ協会：2018年情報セキュリティインシデントに関する調査結果〜個人情報漏えい編（速報版）
   https://www.jnsa.org/result/incident/data/2018incident_survey_sokuhou.pdf　より2019年10月閲覧
7) 一般財団法人日本情報経済社会推進協会：プライバシー保護と個人データの国際流通についてのガイドラインに関する理事会勧告，2013
   https://www.jipdec.or.jp/archives/publications/J0005074.pdf　より2019年10月閲覧
8) 堀部政男ほか：OECDプライバシーガイドライン　30年の進化と未来．JIPDEC（一般財団法人日本情報経済社会推進協会），2014
9) 太田勝正ほか編著：エッセンシャル看護情報学第2版．医歯薬出版，2014
10) 中山和弘ほか：系統看護学講座別巻　看護情報学．医学書院，2019
11) 井部俊子ほか監，上泉和子ほか：看護管理学習テキスト第5巻「看護情報管理論」第2版2018年度刷．日本看護協会出版会，2018
12) 厚生労働省：医療情報システムの安全管理に関するガイドライン第5版，2017
13) 総務省：情報セキュリティ対策の必要性，国民のための情報セキュリティサイト
    http://www.soumu.go.jp/main_sosiki/joho_tsusin/security/business/executive/01.html　より2019年10月閲覧

14）公益社団法人全日本病院協会：平成 29 年度 個人情報保護に関するアンケート調査の中間報告
https://www.ajha.or.jp/about_us/nintei/pdf/180403_3.pdf　より 2019 年 10 月閲覧
15）吉田初恵：「医療サービスの経済的特性と情報の非対称性」再考―その 2．関西福祉科学大学紀要，8：65-75，2004
16）秋山美紀．診療情報の電子化，情報共有と個人情報保護についての考察―セキュアなセキュリティを実現する制度設計に向けて．総合政策学ワーキングペーパーシリーズ，22，2004

索引

欧文

DPC	61
DPC/PDPS	61
HRM	118
ISO9001	57
JQA	60
MaIN	35, 37
NANDA-I	169
NIC	169
NIOSH	103
NOC	169
OECD8原則	179
Off-JT	120
OJT	120
PDCAサイクル	42, 62
PNS	40
QI	174
SL理論	72, 73
SOAP	171
SWOT分析	43
WMAリスボン宣言	181
X理論	153, 161
Y理論	153, 161

あ行

アサーション	87, 88, 94
アダムス	153
アンドラゴジー	134
医師との連携・協働	92
医療関係法規	16
医療関連職種との連携	92
医療機関	10
医療法	20, 21, 22
ヴルーム	154
エリクソン	126

か行

介護報酬	9
介護保険サービス	25
介護保険法	24
外発的動機づけ	148, 149
看護介入分類	169
看護過程支援	163, 164
看護管理支援	162, 167
看護管理者の役割	30
看護業務支援	163, 166
看護記録	169
看護サービス	34, 57
看護師の業務	18
看護師等の人材確保の促進に関する法律	20, 141
看護者の倫理綱領	112
看護情報	162
看護職の定義	17
看護成果分類	169
看護提供体制	39
看護部の組織図	15
看護マネジメント	29, 41
看護用語の標準化	168
患者受け持ち看護方式	39
患者ケア支援	162, 163
患者の権利	181
期待理論	154
機能別看護方式	39
基本診療料	6
キャリア	125, 126
──開発	120, 126, 132
──発達	126
──ラダー	130
業務改善	46
──を進めるステップ	48
業務独占	18
均てん化	39
グラッサー	155
クリニカルラダー	130
グループダイナミクス	65
現金給付	6
権限委譲	80
顕在している問題	48, 49
現物給付	5

後期高齢者医療制度	4	職域保険	2
公定価格	6	職業社会化	143
公的医療保険制度	2, 4	職業性ストレス簡易調査票	28
行動変容	64	職業性（産業性）ストレスモデル	102
公平理論	153, 154	職場環境の改善	107
コーチング	89	人材育成	118, 120
コーピング	105	新人看護職員研修ガイドライン	141
国際標準化機構	57	新人教育	140
国民医療費	10	診断群分類包括評価	61
国民皆保険	2	人的資源管理	118
国民健康保険	2	信頼関係	93
心の健康問題	98	診療情報の提供	182
個人情報	177	診療報酬	6, 7, 9
──保護	185	スーパー	127
──をめぐる法律	178	ストレス	102, 104, 105
5段階欲求理論	151	──反応	104
コミュニケーション	86, 87	──マネジメント	106
──スキル	87	ストレッサー	102
コルブ	137	成人学習者	135, 137
コンテント理論	148	成人教育	134
		前期高齢者医療制度	2

さ行

サービス	32	潜在している問題	48, 49
──マネジメント	35	選択理論	155
自営業者保険	2	ソーシャルサポート	109, 110
自己啓発	124	組織社会化	143
質評価	58	組織文化	67, 68, 69
シャイン	127		

た行

社会化	142	退職者医療制度	4
社会的手抜き	66	地域包括ケアシステム	11
──の防止策	70	地域保険	2
重症度，医療・看護必要度	60	チーム医療	91
集団的浅慮	67	チームナーシングシステム	40
──の防止策	70	チクセントミハイ	156
集団の意思	66	中央社会保険医療協議会	8
守秘義務	18, 180	デシ	148
情報開示	181	電子カルテ	172
情報処理の5段階	165	──における情報の活用	174
情報セキュリティ	183, 184	動機づけ	148, 149
──対策	183, 184	──理論	151
静脈注射	19	特定行為に係る看護師の研修制度	19

索引

特掲診療料 …………………………… 8
ドラッカー …………………………… 42

な行

内発的動機づけ ……………… 148, 150
日本国憲法 …………………………… 17
日本品質保証機構 …………………… 60
2要因理論 …………………………… 152
人間関係 ……………………………… 83
ノールズ ……………………………… 134

は行

ハーズバーグ ………………………… 152
パートナーシップナーシングシステム … 40
パターナリズム ……………………… 181
非言語的コミュニケーション … 87, 88
病院機能評価の
機能種別版評価項目 …… 60, 63, 64
病院組織 ……………………………… 13
病院の組織図 …………………… 13, 14
被用者保険 …………………………… 2
品質評価 ……………………………… 58
ファシリテーション ………………… 89
フォロワー …………………………… 78
プライバシー ………………………… 180
プライマリーナーシングシステム … 40
フリーアクセス ……………………… 5
フロー理論 …………………………… 156
プロセス理論 ………………………… 148
米国国立労働安全衛生研究所 …… 102
ペダゴジー …………………………… 134
ヘルスケアシステム ………………… 2
ホーソン実験 ………………………… 83
保険給付 ……………………………… 4
保健師助産師看護師法 ……… 17, 141
ほめる言葉 …………………………… 161

ま行

マグレガー …………………………… 153
マズロー ………………………… 93, 151
マネジメント ……………………… 29, 38
　　──・システム論 ………………… 84
　　──・プロセス ……………… 61, 62
　　──サイクル ………………… 35, 36
名称独占 ……………………………… 18
メンタルヘルス ……………………… 99
メンバーシップ ……………………… 78
目標管理 ……………………………… 42
目標設定理論 ………………………… 153
モチベーションマネジメント …… 156
問題解決 ……………………………… 46
　　──過程 ……………… 46, 47, 48
　　──思考 …………………… 44, 47

や行

役割理論 ……………………………… 146
ユビキタス社会 ……………………… 178
要介護認定 …………………………… 24
要配慮個人情報 ……………………… 177
欲求5段階説 ………………………… 151

ら行

ライフキャリアレインボー ………… 127
リアリティ・ショック ……… 143, 145
リーダー …………………… 71, 74, 75, 81
リーダーシップ ………………… 71, 72
リッカート …………………………… 84
臨床倫理の4分割表 ………………… 114
倫理 …………………………………… 111
連結ピン組織 ………………………… 85
労働法規 ……………………………… 26
ロック ………………………………… 153

看護管理ファーストブック　改訂第2版

2015年 6月 5日	初　版	第1刷発行	
2018年 12月10日	初　版	第5刷発行	
2019年 12月15日	改訂第2版	第1刷発行	
2025年 5月16日	改訂第2版	第5刷発行	

　　編　集　　太田　加世
　　発行人　　川畑　勝
　　編集人　　小林　香織
　　発行所　　株式会社Gakken
　　　　　　　〒141-8416　東京都品川区西五反田2-11-8
　　印刷製本　TOPPANクロレ株式会社

●この本に関する各種お問い合わせ
本の内容については，下記サイトのお問い合わせフォームよりお願いします．
https://www.corp-gakken.co.jp/contact/
在庫については　　Tel 03-6431-1234(営業)
不良品(落丁，乱丁)については　Tel 0570-000577
　学研業務センター　〒354-0045　埼玉県入間郡三芳町上富279-1
上記以外のお問い合わせは　Tel 0570-056-710(学研グループ総合案内)

©K. Ohta 2019 Printed in Japan
●ショメイ：カンゴカンリファーストブック　カイテイダイニハン
本書の無断転載，複製，頒布，公衆送信，翻訳，翻案等を禁じます．
本書を代行業者等の第三者に依頼してスキャンやデジタル化することは，たとえ個人や家庭内の利用であっても，著作権法上，認められておりません．
本書に掲載する著作物の複製権・翻訳権・譲渡権・公衆送信権(送信可能化権を含む)は株式会社Gakkenが管理します．

JCOPY〈出版者著作権管理機構委託出版物〉
本書の無断複写は著作権法上での例外を除き禁じられています．複写される場合は，そのつど事前に，出版者著作権管理機構(電話 03-5244-5088，FAX 03-5244-5089，e-mail：info@jcopy.or.jp)の許可を得てください．

　本書に記載されている内容は，出版時の最新情報に基づくとともに，臨床例をもとに正確かつ普遍化すべく，著者，編者，監修者，編集委員ならびに出版社それぞれが最善の努力をしております．しかし，本書の記載内容によりトラブルや損害，不測の事故等が生じた場合，著者，編者，監修者，編集委員ならびに出版社は，その責を負いかねます．
　また，本書に記載されている医薬品や機器等の使用にあたっては，常に最新の各々の添付文書(電子添文)や取り扱い説明書を参照のうえ，適応や使用方法をご確認ください．
　　　　　　　　　　　　　　　　　　　　　　　　　　株式会社Gakken

学研グループの書籍・雑誌についての新刊情報・詳細情報は，下記をご覧ください．
学研出版サイト　https://hon.gakken.jp/